LE

GROSSISSEMENT DES IMAGES

OPHTHALMOSCOPIQUES

PAR

Edmond LANDOLT,

Docteur de la Faculté de médecine de Zurich et de la Faculté de médecine de Paris,
Médecin des cantons concordataires de la Suisse.

PARIS

ADRIEN DELAHAYE, LIBRAIRE-ÉDITEUR,

PLACE DE L'ÉCOLE-DE-MÉDECINE

1874

LE

GROSSISSEMENT DES IMAGES

OPHTHALMOSCOPIQUES

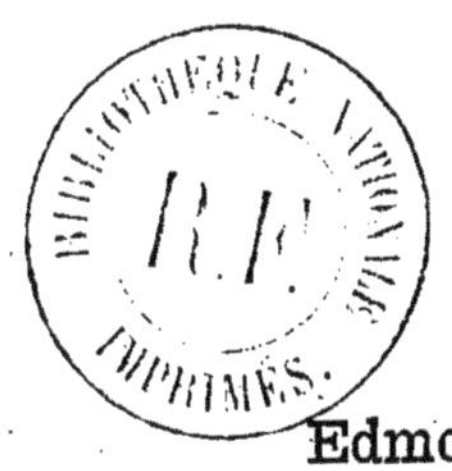

PAR

Edmond LANDOLT,

Docteur de la Faculté de médecine de Zurich et de la Faculté de médecine de Paris,
Médecin des cantons concordataires de la Suisse.

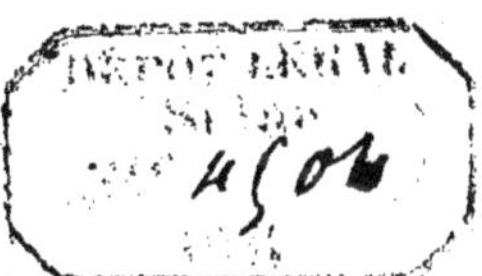

PARIS

ADRIEN DELAHAYE, LIBRAIRE-ÉDITEUR,

PLACE DE L'ÉCOLE-DE-MÉDECINE

1874

A M. DONDERS,

Professeur de physiologie à Utrecht.

Mon cher et illustre Maître,

C'est un fait sans exemple de voir une science, à peine ébauchée il y a trente ans, prendre en si peu de temps un développement comparable à celui de l'ophthalmologie. Ces merveilleux progrès n'étaient possibles que grâce à la solidité des bases sur lesquelles cette science a été fondée.

Vous êtes, cher Maître, un de ceux qui ont le plus contribué à élever cet édifice. Maintenant encore, vous travaillez sans relâche à le perfectionner et à guider dans cette voie ceux qui marchent à votre suite, heureux de se nommer vos élèves. C'est à ce titre que je vous prie d'accepter l'hommage de ce modeste travail. Veuillez le regarder comme un témoignage du souvenir reconnaissant que je conserve de l'époque où je profitais à Utrecht de vos conseils bienveillants.

Paris, le 30 mai 1874.

Dr LANDOLT.

LE
GROSSISSEMENT

DES

IMAGES OPHTHALMOSCOPIQUES

INTRODUCTION.

1. Dans le court intervalle de temps qui s'est écoulé depuis que Helmholtz (1) a doté la science de l'ophthalmoscope, cet instrument est devenu un des éléments de diagnostic les plus précis et les plus essentiels, non-seulement dans le domaine de l'ophthalmologie, mais aussi dans celui de la médecine en général. Nous ne pouvons plus nous en passer, et il serait impossible de se représenter l'ophthalmologie sans ophthalmoscope.

L'application à la pratique de cet instrument si simple a exigé une véritable étude qui ne nous paraît pas encore complètement épuisée. La simple interprétation des images ophthalmoscopiques a présenté de grandes difficultés, et offre encore de nombreuses lacunes. Rappelons, par exemple, les erreurs commises dans l'appréciation du relief des objets à une époque où l'excavation de la papille glaucomateuse était consi-

(1) Helmholtz. Beschreibung eines Augenspiegels; Berlin, 1851.

dérée comme une proéminence. C'est surtout à l'ingé-
nieuse invention de l'ophthalmoscope binoculaire, par
GIRAUD-TEULON (1), que nous sommes redevables de la
notion de relief dans les images ophthalmoscopiques.

On apprit ensuite à déterminer exactement avec l'aide
de l'ophthalmoscope l'état de la réfraction de l'œil,
application dont HELMHOLTZ avait déjà donné le principe dans l'opuscule où il décrit son instrument. Plus
tard, vint l'application à la détermination de l'astigmatisme (SCHWEIGGER (2); GIRAUD-TEULON (3)). Les phéno-
mènes circulatoires de l'intérieur de l'œil qui ont donné
naissance à tant de problèmes, s'éclaircissent de plus en
plus ; cependant il reste dans leur étude bien des questions non résolues.

En effet, l'image ophthalmoscopique présente encore
bien des points que nous ne nous expliquons pas suffisamment, ou qui sont même complètement négligés. Je
rappellerai entre autres la détermination précise de la
position des objets que nous observons. Il est fréquent,
par exemple, de voir décrire les parties les plus périphériques de la rétine, alors que ces parties échappent
complètement à l'examen ophthalmoscopique dans les

(1) GIRAUD-TEULON. Note sur la construction et les propriétés d'un
nouvel ophthalmoscope permettant de voir, par le concours harmonique
des deux yeux, les images du fond de l'œil. (Comptes-rendus, 1er avril
1861, t. LII, p. 646; et Physiologie et Pathologie fonctionnelle de la
vision binoculaire, §§ 347 à 350. Paris, 1861.

(2) SCHWEIGGER. Arch. f. Ophth., 1863, IX, 1, p. 178.

(3) GIRAUD-TEULON. De l'influence des lentilles positives et négatives
et de celle de leur distance à l'œil sur les dimensions des images
ophthalmoscopiques de la papille ou disque optique, dans les anomalies
de la réfraction oculaire, et particulièrement dans l'astigmatisme. Mémoire présenté à l'Académie des sciences dans la séance du 9 août 1867,
et Annales d'oculistique, sept.-oct. 1869, p. 1-44.

conditions ordinaires. Si l'on pouvait contrôler plus souvent par l'examen anatomique le résultat des recherches ophthalmoscopiques, on serait étonné de voir combien les parties décrites comme tout à fait périphériques sont rapprochées du centre, et quelle étendue a la portion de rétine située en avant de l'équateur, qui pendant la vie a été inaccessible à nos regards. Ces illusions proviennent, en partie, de ce qu'on ne se rend pas bien compte de la direction dans laquelle on regarde dans l'œil, mais surtout de ce qu'on apprécie très-faussement les dimensions de ce qu'on voit. Cette question de l'interprétation des dimensions de l'image est jusqu'ici dans l'ophthalmoscopie un point aussi négligé qu'important à éclaircir. Quelles idées erronées se ferait l'histologiste qui ne réduirait pas les images microscopiques à leurs dimensions réelles ? La même réduction est, au moins aussi importante pour les images ophthalmoscopiques vues à travers les milieux réfringents de l'œil et les lentilles correctrices.

Or, la comparaison directe des images avec les parties qu'elles représentent est impossible, ou ne peut se faire que trop tard, après la mort ou l'énucléation. Et cependant de quelle importance ne serait-il pas de pouvoir déterminer, pendant la vie, non-seulement la grandeur relative, mais encore la grandeur absolue et la position de certains objets du fond de l'œil, comme les néoplasmes, les corps étrangers, etc., que nous observons à l'aide de l'ophthalmoscope !

C'est pour combler cette lacune que nous avons cherché dans ce travail une méthode qui permît de calculer la grandeur des images ophthalmoscopiques, en tenant compte des différences individuelles de la réfraction oculaire. Les formules auxquelles nous sommes arrivé sont, comme on le verra, très-simples. Nous aurions aussi voulu réduire le plus possible l'exposé de la question ; mais nous savons, par expérience, que ceux qui ne s'occupent pas spécialement de mathématiques perdent moins de temps à lire une démonstration complète, qu'à combler les lacunes d'un aperçu sommaire, supposant beaucoup de connaissances préalables. Nous n'avons donc pas craint de traiter notre sujet un peu longuement, cherchant à tout expliquer de façon à ne supposer que la connaissance des formules les plus élémentaires de la physique et de l'algèbre.

Nous voudrions que ce travail ne fût pas considéré seulement comme la résolution d'un problème d'optique physiologique, mais qu'il fournît à la pratique ophthalmologique un nouvel élément de progrès.

2. La connaissance exacte de l'œil, considéré comme instrument d'optique, date des recherches de Listing, qui fit, le premier, dans sa *dioptrique* (1), des calculs exacts sur les milieux réfringents : cornée, humeur aqueuse, cristallin, corps vitré. Mais c'est surtout Helmholtz (2), qui, grâce à son ophthalmomètre, nous a appris à déterminer les courbures, les dimensions, les indices de réfraction de l'œil vivant, et qui a ainsi fourni une base solide à l'optique oculaire.

Listing avait calculé, d'après les formules de Gauss, les points cardinaux pour un œil schématique présen-

(1) Listing : Wagner's Handwoerterbuch, IV.

(2) Helmholtz. Arch. de de Graefe, vol. I, 2, et vol. II, 1, et Optique physiologique, trad. par Javal et Klein, p. 11 et suiv.

tant la structure de l'œil humain normal. Dans ce calcul, il adoptait les données suivantes :

Indice de réfraction de l'air $= 1$
Indice de réfraction de l'humeur aqueuse $= \frac{103}{77}$
Indice de réfraction du cristallin $= \frac{16}{11}$
Indice de réfraction du corps vitré $= \frac{103}{77}$
Rayon de courbure de la cornée $= 8$ mm.
Rayon de courbure de la surface antérieure du cristallin $= 10$ mm.
Rayon de courbure de la surface postérieure du cristallin $= 6$ mm.
Distance de la surface antérieure de la cornée, à la surface antérieure du cristallin $= 4$ mm.
Epaisseur du cristallin $= 4$ mm.

D'après ces données, il calcule les constantes optiques, et obtient les résultats suivants (1) :

Premier point focal $= 12,8326$ mm. en avant de la cornée.
Second point focal $= 14,6470$ mm. en arrière de la surface postérieure du cristallin.

(1) Note. — Nous rapelons ici la définition et les propriétés des points cardinaux d'un système dioptrique :

1° Tous les rayons qui partent du premier foyer principal sont parallèles après leur réfraction, et *vice versa*.

2° Tous les rayons parallèles avant la réfraction vont se réunir au second foyer principal, et *vice versa*.

3° Les rayons qui passent dans le premier milieu par le premier point principal vont passer par le point principal du second milieu. Les plans menés par les points principaux, perpendiculairement à l'axe optique, se nomment *plans principaux*. Le second est l'image optique du premier.

4° Les rayons qui, dans le prémier milieu, passent par le point nodal, passent aussi par le point nodal du second milieu et y marchent parallèlement à leur direction primitive. Le second point nodal est l'image du premier, comme le second point principal l'est du premier.

5° La distance des deux points principaux est égale à la distance qui sépare les points nodaux.

6° La distance du premier point principal au premier point focal s'appelle : la *première distance focale principale*.

7° La distance du second point principal au second point focal s'appelle : la *seconde distance focale principale*.

(Voyez Helmholtz, Optique physiol., trad. par Javal et Klein, p. 55 et suiv.)

Premier point principal = **2,1746** mm. en arrière de la surface antérieure de la cornée.

Second point principal = **2,5724** mm. en arrière de la surface antérieure de la cornée.

Premier point nodal = 0,7580 mm. en avant de la surface postérieure du cristallin.

Second point nodal = 0,3602 mm. en avant de la surface postérieure du cristallin.

Première distance focale = **15,0072** mm.

Seconde distance focale = **20,0746** mm.

Ces valeurs numériques concordent si bien avec les résultats des mensurations ophthalmométriques de HELMHOLTZ (1), que celui-ci les a utilisées dans ses calculs, en n'y apportant qu'une légère modification qui consiste à diminuer un peu la distance de la cornée au cristallin (3,6 mm. au lieu de 4), et l'épaisseur de celui-ci (3,6 mm. au lieu de 4).

DONDERS (2) a aussi accepté les nombres de LISTING et de HELMHOLTZ.

3. LISTING a introduit dans le calcul une nouvelle simplification : A son premier œil *schématique* il en a substitué un second, ne renfermant que de l'humeur aqueuse, et possédant, néanmoins, les propriétés optiques de l'œil normal, c'est-à-dire réunissant sur la rétine les rayons parallèles. Cet œil n'a qu'une seule surface réfringente sur laquelle les deux points principaux se confondent en un point h (fig. 1); on n'a plus alors qu'un point nodal K (fig. 1), centre de courbure de la surface réfringente; et deux points focaux, dont le second (φ'' fig. 1) est situé sur la rétine; le premier (φ' fig. 1)

(1) HELMHOLTZ. Optique physiol., trad. par Javal et Klein, p. 84.
(2) DONDERS. Anomalies de la réfraction et de l'accommodation, p. 58

est en avant de l'œil, mais plus rapproché de la surface réfringente que le second, leur éloignement de cette surface étant proportionnel aux indices de réfraction.

Tous les calculs faits avec cet œil se trouvent par là réduits aux simples calculs qui déterminent la marche des rayons lumineux à travers deux milieux réfringents séparés par une surface sphérique (1).

4. Les chiffres indiqués par LISTING pour son œil réduit ont été encore simplifiés par DONDERS. Cet illustre maître nous a ainsi donné un œil pour lequel les calculs sont excessivement simples, et qui permet de reproduire facilement toutes les conditions de réfraction et d'accommodation. Les valeurs calculées d'après l'œil *réduit* ne diffèrent que très-peu de celles qu'on trouve pour l'œil *schématique* de LISTING; et les calculs étant très-simplifiés par cette méthode, il est préférable pour nos recherches ophthalmologiques, d'employer l'œil réduit. On y gagne certainement en clarté ce qu'on peut perdre en précision. Et encore cette précision serait-elle relative, car pour obtenir des résultats parfaitement exacts, il faudrait déterminer directement, pour chaque œil en particulier, les courbures, les dimensions, les indices de réfraction, ce qui entraînerait à un travail considérable. Les calculs que nous aurons occasion de faire par la suite, sont donc obtenus avec l'œil réduit de LISTING, simplifié par DONDERS.

Cet œil dans les conditions de l'*emmétropie* a une longueur de 20 mm. Sa seconde distance focale $h\,\varphi''$ (fig. 1) $= F''$ est donc $= 20$ mm. La première distance focale $h\,\varphi' = F' = 15$ mm.

(1) J. GAVARRET. Des images par réflexion et par réfraction, p. 32-62.

Le rayon de courbure (distance du point nodal K au plan principal qui représente la cornée de l'œil réduit) $r = 5$ mm.

Distance du point nodal au premier point focal K $\varphi' = $ G' $= 20$ mm. (donc $= F''$).

Distance du point nodal à la rétine, c'est-à-dire au deuxième point focal, K $\varphi'' = $ G'' $= 15$ mm. (donc $= F'$).

L'indice de réfraction du milieu qui remplit l'œil est $= 4/3$, celui de l'air étant $= 1$.

5. On sait que l'œil *amétrope* se distingue de l'œil emmétrope, en ce que les rayons parallèles qui y entrent se réunissent, soit en arrière de la rétine (hypermétropie), soit en avant (myopie). On reproduit facilement ces différentes conditions avec l'œil réduit, soit en faisant varier la longueur de l'axe, le rayon de courbure restant constant ; soit en faisant varier la grandeur du rayon, l'axe conservant sa longueur. Il n'est pas nécessaire de changer la valeur de l'indice de réfraction.

Nous désignons dans l'œil amétrope la longueur de l'axe, ou seconde distance focale conjuguée, par f'' ; la distance du punctum remotum R à la cornée, ou première distance focale, par f' ; la distance du point nodal k à la rétine par g'', et γ'' dans l'œil examiné ; et celle du point nodal au punctum remotum par g', γ' dans l'œil examiné. Le point R, éloigné de f' de la cornée formera donc une image sur la rétine à une distance f'' de la cornée. Toutes les valeurs calculées dans le premier milieu, à partir de la cornée, F' et f', sont donc de r plus petites que celles qui sont comptées à partir du point nodal G' et g'. Au contraire, les valeurs calculées dans le second milieu de la cornée à la rétine F''', et f''' sont de r plus grandes que celles qui sont comptées à partir du point nodal G'' et g''. Nous regardons comme positives les valeurs F', G', f', g', γ', lorsqu'elles se trouvent du côté de la surface réfringente opposé à l'œil. Elles seront négatives dans le cas contraire, c'est-à-dire lorsqu'elles se trouveront sur le même côté que les valeurs F''', G'', f''', g'' ou γ''. Enfin, nous supposons toujours dans nos calculs un œil dépourvu d'accommodation.

Grandeur des images ophthalmoscopiques.

6. Pour apprécier la grandeur des images ophthalmoscopiques, il faut d'abord se rendre compte de la façon dont elles se produisent.

Le fond de l'œil peut, comme on le sait, fournir une *image droite* ou une *image renversée*.

Pour obtenir l'*image droite*, il suffit d'éclairer l'intérieur de l'œil avec un simple miroir, à travers lequel l'observateur peut l'examiner. On peut alors voir distinctement le fond de l'œil, pourvu que son état de réfraction corresponde à celui de l'observateur, c'est-à-dire que les rayons, partis du fond de l'œil examiné, en sortent avec une direction telle qu'ils viennent se réunir sur la rétine de l'observateur. C'est ce qui arrive d'abord, lorsque les deux yeux sont emmétropes et ne mettent pas en jeu leur accommodation. Alors, en effet, les rayons partis d'un point quelconque de la rétine sortent de l'œil parallèlement, et les rayons parallèles se réunissent sur la rétine de l'œil observateur.

Lorsqu'au contraire on a affaire à des yeux amétropes, l'observateur devra presque toujours employer une lentille correctrice pour avoir une image bien nette, la lentille servant alors à modifier la direction des rayons sortant de l'œil examiné, pour leur donner une direction convenable.

On ne pourra se passer de lentille correctrice que dans le cas où un des yeux sera hypermétrope et l'autre myope, à un degré tel, qu'à la distance qui sépare les deux yeux, leurs deux amétropies opposées se compensent. Ces conditions se trouvent remplies lorsque, par exemple, le punctum remotum négatif de l'œil hypermétrope examiné, coïncide avec le punctum remotum positif de l'œil myope de l'examinateur et *vice versa*. Lorsqu'il en est ainsi, les rayons qui proviennent de l'œil examiné ne peuvent se réunir que sur la rétine de l'observateur. Si l'œil de l'examinateur ne venait pas modifier leur direction, ces rayons ne se réuniraient pas. Ils auraient, au sortir de l'œil, une direction parallèle (emmétropie) ou divergente (hypermétropie).

Chez les myopes seulement, où les rayons venus du fond de l'œil sont convergents à leur sortie, ceux-ci sont susceptibles de former une image réelle, mais celle-ci est renversée. Cependant l'observateur obtient encore dans ce cas une image droite : son œil interrompant la marche des rayons avant leur réunion, l'image renversée se forme sur sa rétine au lieu de se former dans l'espace. Du reste, l'image rétinienne d'un œil emmétrope ou hypermétrope se produit aussi renversée sur la rétine de l'observateur, comme celle de tous les objets qui se reproduisent sur la rétine, mais cette image est projetée droite comme toutes les autres. Il est plus facile de se rendre compte de la marche des rayons par une figure.

Soit, par exemple (fig. 1), C un œil hypermétrope, b une portion de sa rétine, par exemple, la papille.

Les rayons qui partent des différents points de cet objet sortent de l'œil en divergeant, comme s'ils venaient de

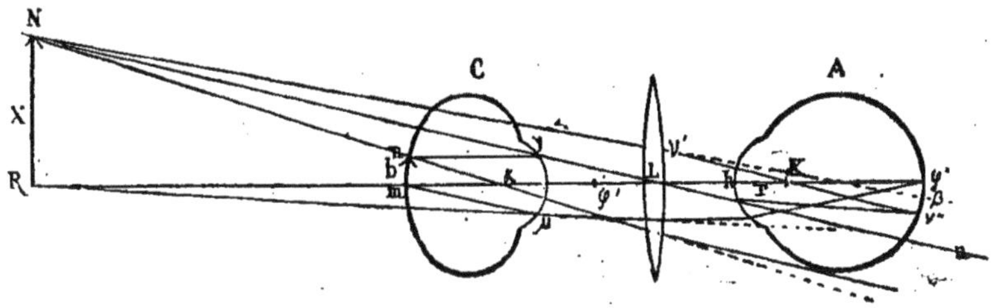

Figure 1.

points situés à une distance γ' en arrière du point nodal $\varkappa$ de l'œil, si l'on désigne par γ' la distance du foyer conjugé négatif des rayons au point nodal. (Pour une hypermétropie de H 1/15 ce γ' sera $= 15$ pouces; pour H 1/6, $\gamma' = 6$ pouces). Parmi les rayons qui partent du point m de l'objet, l'un, $m\varkappa$ passe par le point nodal $\varkappa$ et n'est donc pas dévié. Il coïncide avec l'axe optique. Un rayon quelconque $m\,\mu$ subit au sortir de l'œil une déviation telle, qu'il semble provenir du point R situé à une distance γ' en arrière du point nodal. C'est en ce point que se réunissent tous les rayons partis du point m et prolongés en arrière de l'œil; R est donc l'image virtuelle du point m.

Il en est de même pour les rayons partis du point n. L'un $n\varkappa$ passe, sans être dévié par le point nodal. Un autre $n\,v$ présente, après avoir traversé la cornée, une déviation telle qu'il a la direction d'un rayon provenant d'une distance γ'. Ces rayons prolongés se réunissent en N. Tous les points situés entre m et n formeront leur image virtuelle entre R et N. R N est donc l'image virtuelle de l'objet $m\,n$.

On peut, du reste, construire cette image d'une façon plus simple, lorsqu'on connaît la distance γ' qui représente la distance de R à $\varkappa$. Etant donné ainsi le point R, il suffit pour déterminer le point N, image de n, de tirer la ligne $n\,\varkappa$, de la prolonger en arrière et d'élever au point R une perpendiculaire à l'axe. L'image de n se forme au point d'intersection de ces deux lignes. N $\varkappa$ est bien, dans ce cas, un peu plus grand que R $\varkappa$, mais on sait que, pour des rayons rapprochés de l'axe, la différence entre l'arc et la tengente peut être négligée, et ce ne sont que ces rayons qui nous occupent.

7. Si cet œil hypermétrope est examiné à l'ophthalmoscope par un œil emmétrope A, les rayons divergents sortis de l'œil C semblent donc pour l'œil A provenir d'un objet réel RN, situé à une distance KR du point nodal de l'œil A. Celui-ci ne les réunit pas sur sa rétine, à moins que les rayons ne soient rendus parallèles, ou que l'œil emmétrope ne devienne myope. C'est ce qu'on effectue en plaçant devant l'œil au point L une lentille convexe, dont la distance focale est LR. Cette lentille rend parallèles les rayons divergents sortant de C, ou, en la supposant réunie à l'œil A, elle rend myope cet œil emmétrope, en déplaçant en avant son point nodal. Admettons la première interprétation. On voit que tous les rayons divergents venus de R deviennent parallèles, entre eux, en traversant la lentille.

Ils sont de plus parallèles à l'axe optique, puisque le rayon qui le représente traverse, sans être dévié, le centre optique de la lentille. Ces rayons parallèles vont converger sur la rétine de l'œil A ; et, ici encore, le rayon central nous permet de déterminer le point φ'' de la rétine où se fera l'image de *m*. Il en sera de même pour les rayons venant du point *n*.

L'un d'eux NL, passant sans être dévié par le centre optique de la lentille, indique la direction qu'auront, après avoir traversé cette dernière, tous les rayons provenant de N.

L'un de ceux-ci, $v'Kv''$, passant par le point nodal de A, indique le point v'' de la rétine où convergent les rayons venus de N, ou en réalité de *n*. Ainsi, $\varphi'' v''$ sera l'image de l'objet *m n* obtenue par le système C+L+A ou l'image de RN, image virtuelle de *m n*, produite par le système A+L.

8. Mais la grandeur de l'image rétinienne seule ne suffit pas pour déterminer la grandeur d'un objet. Ainsi des objets petits peuvent, s'ils sont rapprochés, cacher des objets plus grands mais plus éloignés, c'est-à-dire que la grandeur de l'image rétinienne du premier est égale ou supérieure à celle du second. Par exemple, le soleil, malgré son énorme volume, ne donne pas une image rétinienne plus grande que celle qui correspond à la pulpe du doigt, vue à 2 pieds de distance, ou à une tête d'homme vue à quelques pas. L'image rétinienne ne peut donc servir à la mensuration d'un objet, que lorsqu'on en connaît la distance à laquelle on la projette. La seule conclusion à tirer de ce qui précède, c'est que dans tous les cas, nous ne voyons pas le fond de l'œil avec sa grandeur réelle mais que le système réfringent, à travers lequel nous l'apercevons, modifie la marche des rayons de façon qu'ils paraissent provenir d'un autre objet. On est donc amené à se demander comment on peut calculer

l'action exercée par des instruments d'optique sur la grandeur apparente des objets observés, c'est-à-dire comment on peut calculer le grossissement qu'ils produisent.

DU GROSSISSEMENT EN GÉNÉRAL.

9. *Le grossissement est le rapport de l'image rétinienne d'un objet vu à l'œil nu, et de l'image rétinienne du même objet, vu à l'aide d'un instrument d'optique, la distanc étant supposée la même* (1).

Comme il est impossible de mesurer directement les images rétiniennes, on mesure leur projection à une même distance.

La projection d'une image rétinienne de l'œil nu est de la même grandeur que l'objet, car l'accommodation, la convergence, la parallaxe, etc., déterminant la distance de l'objet, son image est alors projetée à cette distance.

Il en résulte, que pour déterminer le grossissement donné par un instrument, il faut projeter l'image rétinienne, obtenue par son emploi, à la distance où se trouve l'objet.

On voit donc que l'expression « projeter une image rétinienne sur un plan » signifie en réalité : comparer l'image rétinienne avec les images rétiniennes des objets, situés dans ce plan de projection.

10. C'est par ce procédé qu'on mesure le grossissement des lunettes terrestres : on place à une distance

(1) SNELLEN et LANDOLT ophthalmométrologie page 110. Conf. VERDET, Cours de physique de l'Ecole polytechnique, t. II, p, 214-248.

quelconque un jalon divisé que l'on regarde directement avec un œil, l'autre œil le voyant simultanément
à travers la lunette.

On obtient ainsi deux images qui se superposent, et
on peut voir combien une division agrandie de l'instrument représente de divisions vues directement à l'œil
nu. C'est ce qu'on appelle la *méthode à double vue.*

11. C'est encore d'après le même principe qu'on détermine le grossissement de la lunette astronomique. La
seule différence est qu'on a ici affaire avec des objets
placés à l'infini. Par suite, si l'on projette l'image donnée par la lunette à la distance de l'objet, ces deux
distances étant infinies, le calcul du grossissement
se fait par la comparaison des angles visuels, sous les-
quels l'objet apparaît avec et sans télescope.

Ce procédé est d'autant plus applicable à la lunette
astronomique, qu'il rend le calcul du grossissement
extrêmement simple : le rapport des angles visuels est
égal en effet au rapport qui existe entre la distance
focale de l'objectif et celle de l'oculaire (1). En réalité,
cette méthode répond parfaitement aux principes que
nous avons énoncés plus haut sur la comparaison des
images rétiniennes, car, pour les rayons parallèles,
comme ceux que fournissent les objets astronomiques
avec et sans lunette, le rapport des images rétiniennes
est égal à celui des angles visuels.

12. Pour les *microscopes* on peut employer quelque-
fois encore la méthode à double vue, comme pour les

(1) VERDET, loc. cit., p. 222

lunettes. On prend alors pour objet un micromètre en verre, divisé en centièmes de millimètres, qu'on met sur la platine de l'instrument, et on place à côté une règle divisée. Ainsi on regarde le micromètre à travers l'instrument avec un œil, tandis que l'autre voit directement la règle, et on compare les deux images.

On peut encore observer l'image du micromètre sur un miroir transparent, placé au-dessus de l'oculaire et incliné de 45° sur l'axe du microscope. On voit en même temps à travers le miroir une règle divisée, située à ce qu'on est convenu d'appeler la *distance moyenne de la vision distincte* et l'image agrandie du micromètre se superposant à cette dernière. On peut ainsi voir directement le rapport de leurs divisions respectives. On obtiendrait encore plus facilement le même résultat en se servant de la chambre claire de Nachet (1). La seule différence avec la méthode à double vue consiste en ce que la comparaison est faite sur des images formées dans le même œil (2).

Si la règle est placée à la même distance de l'œil que l'objet, c'est-à-dire à une distance qui ne dépasse guère la longueur du tube, là détermination du grossissement se fait absolument de la même façon que pour les lunettes. Mais il n'en est en général pas tout à fait ainsi, et pour se rapprocher des conditions ordinaires de la vision, on place la règle à 25 ou 30 centim. de l'œil. En effet, il est rare que l'œil regarde les objets à une distance aussi faible que celle où est placé le micromètre; et comme ni l'accommodation, ni la convergence n'entrent ici en jeu pour déterminer une distance

(1) Ganot, Traité de physique, p. 535.
(2) Verdet, loc cit., p. 322.

de projection fixe, on choisit naturellement la distance moyenne, à laquelle l'œil se place d'ordinaire pour regarder de petits objets, la distance à laquelle on lit, écrit, dessine, etc. Dans beaucoup de cas, la distance de l'objet à l'œil est si faible, qu'il serait impossible, sans microscope, de percevoir une image distincte, et ce procédé est alors le seul applicable.

On compare alors l'image microscopique avec l'image que produirait l'objet s'il était situé à une distance donnée ; ou encore, ce qui revient au même, on projette l'image rétinienne fournie par le microscope à une distance donnée, et on compare la grandeur de cette image projetée avec la grandeur réelle de l'objet. Mais pour que l'expression du grossissement soit toujours comparable et partout acceptée, il importe d'adopter partout une même distance de projection et on a choisi pour cela 25 à 30 centim.

On a nommé cette distance distance moyenne de la vision distincte, parce qu'on croyait autrefois que l'œil normal au repos était adapté à peu près à cet éloignement. Peut-être ceux qui ont choisi cette expression étaient-ils myopes. Quoi qu'il en soit, DONDERS nous a fait adopter un autre point de vue en jetant un jour nouveau sur l'accommodation et la réfraction. On peut néanmoins conserver cette méthode pour la détermination du grossissement, car, outre sa simplicité, elle présente le mérite de se rapprocher beaucoup de la réalité. En effet, lorsque, par l'emploi des instruments d'optique, il se forme sur notre rétine l'image d'objets très-rapprochés, nous croyons les voir à une certaine distance, c'est-à-dire, que nous les projetons à la distance à laquelle nous avons l'habitude de voir les petits objets.

Ainsi s'explique le fait que les dessins des objets microscopiques, vus avec le même grossissement, présentent à peu près les mêmes dimensions quoique faits par différents observateurs. Mais l'expression « distance moyenne de la vision distincte » n'étant pas exacte, il est bon de la remplacer par l'expression DISTANCE DE PROJECTION.

13. Pour la *loupe*, la détermination du grossissement ne peut se faire que par la même méthode. L'action de la loupe simple consiste en effet à donner aux rayons provenant d'un objet b (fig. 2), situé en deçà de son

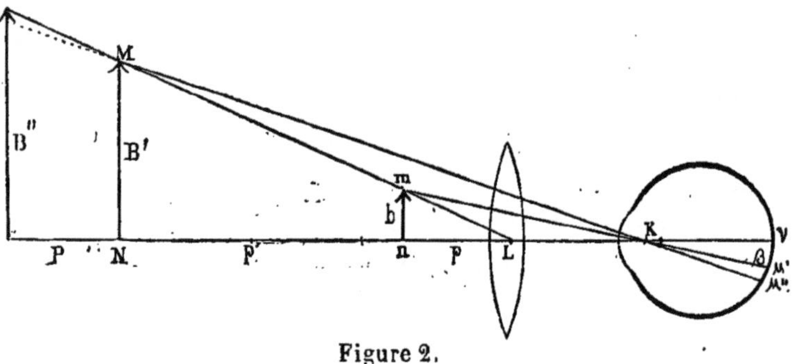

Figure 2.

foyer principal, la direction qu'ils auraient s'ils provenaient d'un objet B plus grand que l'objet réel et plus éloigné de la loupe. De plus, l'objet est généralement placé si près de l'œil que ce dernier ne pourrait en percevoir distinctement l'image sans loupe. On compare donc la grandeur de l'objet avec son image projetée à la distance P.

D'après WUNDT (Physique médicale, trad. par F. MONOYER, p. 368), le calcul du grossissement se fait de la manière suivante :

Le grossissement de la loupe est égal au rapport de

l'objet b (fig. 2), avec son image virtuelle B'. Il est donc exprimé par :

$$G = \frac{B'}{b}$$

Ou, la distance de B' à la loupe étant désignée par p', celle de b par p :

$$G = \frac{p'}{p}$$

p' et p étant les côtés correspondants des triangles semblables MNL et mnL.

Or, il existe entre les trois grandeurs p', p et la longueur focale f de la lentille la relation :

$$\frac{1}{p} - \frac{1}{p'} = \frac{1}{f}$$

$\frac{1}{p}$ est ici négatif parce que B est situé du même côté de la loupe que l'objet b.

De là on tire :

$$p = \frac{p'f}{p'+f}$$

Mais comme la loupe doit rapporter l'image de l'objet à la distance de projection P de l'œil, on peut remplacer dans la formule précédente p' par P-d; d représentant la distance de la loupe à l'œil.

On a donc :

$$p = \frac{f(P-d)}{f+P-d}$$

Cette valeur étant introduite dans la première formule du grossissement, on trouve :

$$G = \frac{p'}{p} = \frac{P-d+f}{f}$$

$$G = \frac{P-d}{f} + 1$$

Si l'on néglige la distance d de la loupe à l'œil, la formule du grossissement de la loupe sera :

$$G = \frac{P}{f} + 1$$

Dans les cas où f est très-petit par rapport à P, on peut aussi négliger 1, et le grossissement est exprimé simplement par

$$G = \frac{P}{f} \ (1)$$

rapport de la distance de projection à la distance focale de la loupe.

Giraud-Teulon a, dans un excellent mémoire (2), exposé les principes du grossissement donné par la loupe.

Il a comparé les résultats du calcul avec les résultats d'expériences faites par la méthode à double vue, et a montré qu'ils ne concordent que dans des conditions déterminées.

Comme l'œil qui voit à travers la loupe, guidé par la direction des rayons qui lui parviennent, s'accommode pour la distance de l'image virtuelle, l'autre œil ne peut voir distinctement la règle divisée que lorsque celle-ci se trouve située à peu près à la même distance que l'image virtuelle. Dans les autres cas, il existe une différence d'accommodation trop considérable entre l'un et l'autre œil. Il en résulte que le calcul du grossissement par la distance de projection P n'est confirmé par la méthode à double vue, que lorsque l'observateur se place à une distance de la loupe telle que l'image virtuelle et la règle soient à cette même distance P de ses yeux.

(1) Verdet, Cours de physique de l'Ecole polytechnique, publ. par Fernet, t. II, p. 215.

(2) Giraud-Teulon. Note sur la grandeur apparente des objets vus au moyen des instruments d'optique; conditions qui doivent présider à l'appréciation de leur pouvoir amplifiant.

14. Il est fréquent d'entendre avancer, que l'action grossissante de la loupe n'est due qu'à la faculté donnée par cet instrument de rapprocher davantage l'objet de l'œil, mais que l'angle visuel de l'objet reste le même qu'il soit vu avec ou sans loupe. On ajoute, comme preuve de cette assertion, qu'un objet vu à travers une carte percée d'un petit trou qui permet de le voir de trè-près, paraît aussi agrandi. Mais cet exemple n'est pas probant, et la conclusion qu'on veut en tirer est facile à réfuter.

Ce qui empêche de voir distinctement les objets en deçà d'une certaine distance, c'est le défaut d'accommodation de l'œil. Or il est reconnu que l'action d'une len‑tille placée *en avant* de l'œil sur la grandeur des images rétiniennes, n'est pas identique à celle d'un effort d'accommodation correspondant. Il est facile de s'en convaincre en regardant alternativement, avec ou sans loupe, un objet placé à une distance à laquelle la vision peut se faire naturellement. L'objet vu à la loupe paraîtra bien plus grand que vu à l'œil nu. L'angle visuel de l'objet b (fig. 2) vu sans loupe serait nKm, et avec la loupe NKM.

La possibilité de voir un objet avec et sans loupe sous le même angle visuel, et d'en obtenir dans ces deux cas des images rétiniennes égales, n'existerait que si l'on faisait coïncider le point nodal de l'œil avec le centre optique de la loupe, c'est-à-dire si l'on plaçait la loupe à l'intérieur même de l'œil, ce qui a lieu dans l'accommodation. Dans ce cas, ou ne trouverait pas de grossissement, et en effet, dans les limites où nous pouvons mettre en jeu notre faculté d'accommodation on ne parle pas de grossissement.

Quant au grossissement apparent des objets vus à

travers un écran percé d'un très-petit trou, il ne peut être appliqué à notre cas. Il ne s'agit pas là d'une vision s'accomplissant dans les conditions normales, et le grossissement dépend beaucoup moins de la distance de l'objet à l'œil, que de la distance de celui-ci au trou de l'écran (1).

15. Pour procéder avec une rigueur mathématique selon les principes que nous avons exposés en commençant, il faudrait, *en tenant compte de la distance de l'œil à la loupe*, considérer ces deux milieux réfringents comme formant ensemble un seul système dioptrique, et calculer l'image produite sur la rétine par cet appareil. Le rapport de cette image à celle du même objet, que l'œil donnerait sans loupe, placé à la distance P, ferait connaître le grossissement réel de la loupe (2).

C'est ainsi que nous procéderons dans les calculs qui vont suivre, pour déterminer la grandeur de l'*image ophthalmoscopique droite*. En effet, c'est évidemment à une loupe ou à un microscope simple qu'il faut comparer l'œil examiné (3). Les milieux réfringents et les verres correcteurs nécessaires représentent la loupe, le

(1) Gavarret. Dictionnaire encyclopédique des sciences médicales, IIᵉ série, t. III, 1, p. 132. Helmholtz, Optique physiologique, p. 126.

(2) Gavarret, loc. cit., p. 135.

(3) L'instrument d'optique qui se rapproche le plus de l'œil réduit est la loupe de *Stanhope*. Elle se compose d'un simple cylindre de verre, dont une extrémité se termine par une surface plane ou légèrement convexe, et l'autre par une surface sphérique fortement convexe. L'objet à examiner doit être transparent; on le fixe sur la surface plane et on le regarde à travers la surface convexe. La longueur du cylindre doit être moindre que la distance focale principale de la surface convexe antérieure. (V. Gavarret, Dictionn. encyclopéd. des sciences médicales, IIᵉ série, Iʳᵉ partie, p. 138.)

fond de cet œil est l'objet examiné. Comme dans l'examen à la loupe, l'objet observé est si rapproché de l'observateur, que celui-ci ne pourrait le voir distinctement sans intermédiaire optique. Il n'est donc pas possible, pour calculer le grossissement, de projeter l'image rétinienne ainsi formée à la distance de son objet ; il faut, comme avec la loupe, choisir une distance de projection. Nous prendrons pour cela une distance qui correspond à celle qui est universellement acceptée pour la loupe et le microscope. Le choix n'est pas déterminé uniquement par la possibilité de comparer directement de cette façon les valeurs trouvées dans les recherches ophthalmoscopiques avec celles des grossissements de la loupe et du microscope. Nous l'avons fait surtout parceque c'est en réalité la distance à laquelle on projette naturellement les images ophthalmoscopiques droites. En effet, les dimensions des image ophthalmoscopiques, telles qu'on les dessine habituellement, répondent à peu près au grossissement obtenu par le calcul.

16. En prenant comme distance de projection P (fig. 3) $= 25$ cm., on a, pour trouver la grandeur de l'image projetée B, la proportion

$$B : \beta = P : G''$$

d'où l'on tire :

$$B = \frac{\beta . P}{G''}$$

β est la grandeur de l'image rétinienne, $P = 25$ cm. $G'' =$ la distance du point nodal à la rétine dans l'œil emmétrope dépourvu d'accommodation $= 15$ mm. on a donc :

$$B = \frac{\beta . 250}{15} = 16,666\ldots\beta$$

Il ne faut cependant pas oublier qu'en calculant ainsi nous faisons une légère erreur. En effet, quand l'œil A projette une image à 25 cm., son état d'accommodation n'est plus celui qu'il a pour observer un œil emmétrope ; l'œil n'est plus disposé de façon à réunir les rayons parallèles, il est accommodé pour la vision à 25 cm. puisque, comme nous l'avons fait remarquer plus haut; la projection n'est que la comparaison d'une image rétinienne avec les images rétiniennes d'objets placés à la distance de projection. Pour recevoir des images distinctes l'œil doit s'accommoder pour cette distance. Mais cet acte déplace en avant le point nodal de l'œil. Pour calculer le changement ainsi opéré au moyen de l'œil réduit, il faut donner à celui-ci une courbure plus forte. On applique à ce cas la formule 7^b (pag. 41), qui donne la valeur du rayon r, et dans l'accommodation à 25 cm. on trouve :

$$r = 4,7 \text{ mm.}$$

Le point nodal k se déplace donc de 0,3 mm. en avant, G'' devient $= 15,3$ mm. et par la formule précédente, on obtient :

$$B = \frac{\beta.250}{15,3} = 16,3\,\beta$$

Comme on le voit, le déplacement du point nodal dans l'accommodation est très-faible, il est même probable qu'il est encore moindre dans l'œil réel (1), on pourra donc le négliger dans le calcul du grossissement.

Mais si nous prenons G'' $= 15$ mm., nous aurons en prenant P $= 30$ cm. un nombre bien plus commode pour calculs. On a ainsi :

$$B = \frac{\beta.300}{15} = 20\,\beta$$

(1) GIRAUD-TEULON.

Le grossissement est donc de 20 et il faudra multiplier par ce nombre 20 toutes les images rétiniennes qu'on projette à 30 cm. (1).

C'est cette distance de projection que nous adopterons dans tous nos calculs.

Pour calculer l'image droite fournie par l'ophthalmoscope nous emploierons donc la marche suivante : nous calculerons la grandeur de l'image que forme sur la rétine de l'observateur un objet du fond de l'œil examiné.

Nous projetons cette image à 20 cm. et la grandeur ainsi obtenue comparée à la grandeur réelle de l'objet nous donne le grossissement (2).

IMAGE DROITE.

18. *L'œil examiné et l'œil de l'observateur sont emmétropes et sans accommodation.*

Le faisceau des rayons provenant de chacun des points d'un objet b (fig. 3) de la rétine sort parallèlement de l'œil examiné, tombe parallèlement aussi sur l'œil de l'observateur et les rayons qui le composent, vont se réunir sur sa rétine en y formant une image renversée de l'objet. L'observateur A peut donc voir distinctement le fond de l'œil C en employant seulement le miroir ophthalmoscopique.

Pour calculer la grandeur de l'image β qui se pro-

---

(1) Dans l'accommodation pour la vision à 30 centim. le rayon de l'œil réduit serait de 4,75 mm., et on aurait donc G'' $=$ 15,25 mm., et le grossissement $=$ 19,6. La différence est donc encore plus faible que dans la projection à 25 centim.

(2) H. Snellen et E. Landolt, Ophthalmométrologie, p. 114.

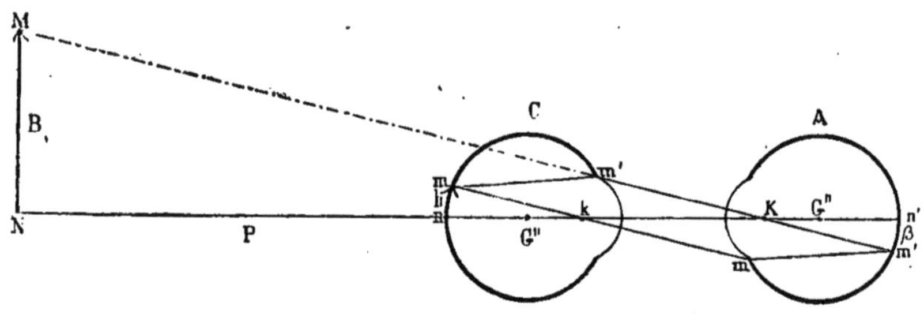

Figure 3.

duit sur la rétine de l'œil A, on sait que tous les rayons partis du point *n* de l'objet *b* sortent de l'œil parallèlement à l'axe visuel. Ils se réuniront sur la rétine de l'œil A également sur son axe ; par conséquent au point *n'* qui sera l'image de *n*.

Parmi les rayons qui proviennent du point *m* de l'objet, considérons en de même un : *mm* qui passe par le point nodal *k* de l'œil, il ne sera pas dévié. Ce rayon indique la direction du faisceau de rayons provenant du point *m* après leur sortie de l'œil. L'un de ces derniers *m'm'* passera par le point nodal K de l'œil A sans être dévié, et tous les rayons parallèles se réunissant sur la rétine de A, le point *m'* sera l'image du point *m*, et par conséquent β l'image de *b*.

Or, les deux triangles *nmk* et *n'm'*K sont égaux. En effet, les deux yeux étant emmétropes, dans tous deux la distance du point nodal à la rétine est la même et on a :

$$kn = Kn'$$
$$G'' = G''$$
et
$$km = Km'$$

Les angles *nkm* et *n'*K*m'* sont égaux comme alternes-externes. On aura donc :

$$\beta = b$$

C'est-à-dire que l'image sur la rétine de l'œil A, sera égal à son objet b de l'œil C.

Mais quelle sera pour l'œil A la grandeur apparente de cette image ? D'après ce qui précède, cette grandeur sera celle d'un objet qui, vu à 30 cm. de distance, produirait sur la rétine une image de la même grandeur. Si on a K N $=$ P $=$ 30 cm., cet objet sera représenté par N M $=$ B. Dans les triangles semblable, NMK et $n'm'$K on a :

$$B : \beta = P : G''$$

$$B = \frac{\beta . P}{G''}$$

$$B = \frac{300\beta}{15} = 20\,\beta$$

Et comme $\beta = b$ le grossissement de l'image droite d'un œil emmétrope est

$$\frac{B}{b} = 20 \qquad\qquad 1.)$$

19. *L'œil examiné est hypermétrope, l'œil de l'observateur emmétrope, tous deux dépourvus d'accommodation.*

Si l'œil examiné est hypermétrope, les rayons partis du fond de l'œil émergent de celui-ci en divergeant, comme s'ils provenaient du foyer conjugué négatif (*punctum remotum*) situé en arrière de l'œil à une distance γ'. C'est de même en divergeant qu'ils tombent sur l'œil de l'observateur. Celui-ci aura donc pour objet l'image virtuelle droite X (fig. 4), du fond de l'œil hypermétrope. Or, cet œil A, qui est emmétrope, n'est pas susceptible sans accommodation de réunir sur sa rétine des rayons divergents.

Il faut donc, par l'interposition d'une lentille con-

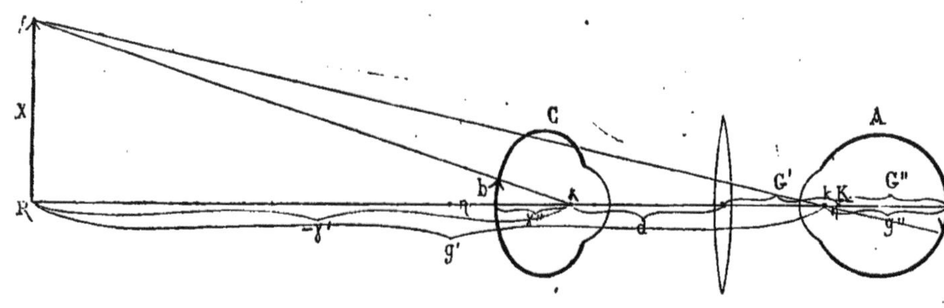

Figure 4.

vexe, lui donner le degré de myopie nécessaire pour que son punctum remotum positif coïncide avec le punctum remotum négatif de l'œil examiné.

Il pourra alors se produire sur la rétine de l'observateur une image réelle de l'image virtuelle X ou plutôt de l'objet b situé au fond de l'œil hypermétrope, et cette image sera projetée à une distance de 30 cm.

Il faut donc, dans tous les cas, commencer par calculer la grandeur de l'image virtuelle de l'œil hypermétrope. La position de cette image sera indiquée par le degré de l'hypermétropie. On détermine ensuite la lentille correctrie nécessaire à un œil emmétrope pour qu'il réunisse sur sa rétine les rayons provenant de l'œil hypermétrope, puis la grandeur de cette image. Enfin, pour trouver le grossissement, il suffit de multiplier cette dernière valeur par le nombre 20·

Si l'œil C a une hypermétropie de $\frac{1}{\gamma}$ par exemple de $\frac{1}{5}$; cela indique que les rayons en émergent avec la même divergence que s'ils partaient d'une distance $\gamma' = 5'' = 135,35$ mm. en arrière du point nodal $\varkappa$ de cet œil. En les supposant prolongés en arrière, ils iraient former à cette distance γ' une image virtuelle

X, droite et agrandie. La grandeur de cette image, par rapport à l'objet qu'elle représente, est évidemment proportionnelle à la distance de l'image au point nodal x, par rapport à la distance de ce point à la rétine, c'est-à-dire :

$$X : b = \gamma' : \gamma''$$

D'où :

$$X = \frac{b.\gamma'}{\gamma''}$$

Et comme

$$b = 1$$

$$X = \frac{\gamma'}{\gamma''} \qquad\qquad 2$$

Ainsi, si γ' ne change pas, la grandeur de l'image virtuelle est inversement proportionnelle à la distance γ'' du point nodal à la rétine dans l'œil hypermétrope.

Or, cette distance dépend à la fois de la cause et du degré de l'hypermétropie. On sait, en effet, que l'hymétropie peut être produite, soit par la moindre longueur de l'axe de l'œil, celui-ci ayant le même *pouvoir dioptrique* (1), que l'œil emmétrope, soit, la longueur de l'œil étant la même que dans un œil emmétrope, par l'agrandissement du rayon de courbure des surfaces réfringentes ou encore par la diminution de l'indice de réfraction de ses milieux réfringents (2).

20. H^a. Supposons d'abord le premier cas. Une hyper-

(1) F. Monoyer.

(2) Pour éviter les circonlocutions, nous adopterons l'expression : HYPERMÉTROPIE AXILE, MYOPIE AXILE, et HYPERMÉTROPIE DE COURBURE et MYOPIE DE COURBURE pour désigner les formes d'amétropies, selon qu'elles sont dues aux variations de la longueur de l'axe de l'œil ou aux variations de courbure des surfaces réfringentes; et, pour abréger, nous ferons suivre les lettres H et M, qui indiquent l'amétropie, par les lettres minuscules *a* (axile) et *c* (courbure), qui en indiqueront l'espèce. (E. Landolt, Ann. d'oc. 1874.)

métropie de 1/5 par diminution de longueur de l'axe de l'œil.

La distance γ'' du point nodal à la rétine peut être calculée de trois façons :

1°. Directement d'après la formule :

$$\gamma'' = \frac{\gamma' . G''}{\gamma' - G'} \qquad (1) \qquad\qquad 3^a$$

Dans l'hypermétropie γ' devient négatif et la formule 3^a devient :

$$\gamma'' = \frac{-\gamma' . G''}{-\gamma' - G'}$$

$$\gamma'' = \frac{\gamma' . G''}{\gamma' + G'} \qquad\qquad 3^b$$

et dans le cas particulier

$$\gamma'' = \frac{135,35 . \ 15}{135,35 + 20}$$

$$\gamma'' = 13,0 \text{ mm.}$$

2°. En calculant la longueur f'' de l'œil et en en retranchant $r = 5$ mm. rayon de courbure, ou distance du point nodal à la surafce réfringente. On a alors :

$$\gamma'' = f'' - r$$

D'après Helmholtz (2) la formule de f'' est :

$$f'' = \frac{f' . F''}{f' - F'} \qquad\qquad 4^a$$

Pour l'œil hypermétrope f', la distance de la surface réfringente au punctum remotum de l'œil est négatif comme γ'. La formule 4^a devient donc

$$f'' = \frac{f' . F''}{f' + F'} \qquad\qquad 4^b$$

F'' étant égal à 20 mm., F' = 15 mm. et $f' = \gamma' + r = 135,35 + 5 = 140,35$ mm. nous trouvons :

$$f'' = \frac{140,35 . 20}{140,35 + 15} = 18,0 \text{ mm.}$$

d'où $\gamma'' = 18,0 - 5 = 13$ mm.

(1) Donders. Anomalien der Refraction und Accomm., p. 38 et 61.
(2) Helmholtz, Optique physiologique, p. 63, 3d.

3°. Enfin, on peut encore calculer directement la différence entre la longueur de l'axe F'' de l'œil emmétrope et celle f'' de l'œil amétrope, ou, ce qui revient au même, la différence entre G'' et γ''. Nous désignerons F''$-f''=$G'' $-\gamma''$ par n.

Dans les formules 3^b et 4^b, les valeurs $\gamma' +$ G' et $f'' +$ F'' sont égales à la distance focale d'une lentille correctrice placée au point focal antérieur φ'. Cette lentille produit sur l'œil hypermétrope le même effet qu'un objet placé à son punctum remotum ; elle donne aux rayons parallèles la direction qu'ils auraient s'ils provenaient d'une distance $\gamma' +$ G' ou $f' +$ F' du point focal antérieur, situé lui-même à G' en avant du point nodal, ou à F' en avant de la surface réfringente. Ils semblent donc provenir d'une distance $\gamma' +$ G' ou $f' +$ F' pour l'œil hypermétrope. Nommons F la distance focale de la lentille correctrice. Nous aurons :

$$\begin{aligned} F &= \gamma' + G' \\ \gamma' &= F - G' \end{aligned}$$

En substituant cette valeur de γ' dans la formule 3^b, on a :

$$\gamma'' = \frac{(F - G').\,G''}{F - G' + G'} = \frac{(F - G').\,G''}{F}$$

$$\gamma'' = G'' - \frac{G'.G''}{F}$$

donc

$$n = G'' - \gamma'' = \frac{G'.G''}{F}$$

comme

$$G' = 20; \ G'' = 15; \ G'.G'' = 300$$

et

$$n = \frac{300}{F} \quad (1)$$

5^a

---

(1) Donders. Refractions anomaliecn, p. 151, et Arch. de de Graefe, XVIII, II, p. 250, 1873.

Les calculs exécutés avec les grandeurs f' et F' donnent naturellement la même valeur pour η.

$$F = f' + F'$$
$$f' = F - F'$$

f'' de la formule 4^b devient donc :

$$f' = \frac{(F - F')\, F''}{F}$$

$$f'' = F'' - \frac{F'' \cdot F'}{F}$$

et
$$\eta = F'' - f'' = \frac{F'' \cdot F'}{F}$$

Or
$$F'' = 20 \,;\, F' = 15 \,;\, F'' . F' = 300$$

donc
$$\eta = \frac{300}{F}$$

Pour calculer d'une façon analogue la différence entre la longueur d'un œil *myope* et d'un œil emmétrope, nous nous souviendrons que pour la myopie les valeurs γ' et f' sont positives et nous trouverons pour η une formule analogue à celle que nous avons trouvée dans l'hypermétropie.

Une lentille correctrice placée au foyer antérieur φ' de l'œil myope (M^a) donne aux rayons parallèles la même direction que s'ils provenaient du punctum remotum qui est situé à la distance positive γ' en avant du point nodal, ou à f' en avant de la surface réfringente de cet œil. Comme la distance entre la lentille et le point nodal est $= G'$, ou F' à partir de la surface réfringente, sa longueur focale F sera $= \gamma' - G'$ ou $f' - F'$ d'où l'on tire :

$$\gamma' = F + G'$$
ou
$$f' = F + F'$$

En substituant la première expression pour γ' dans la formule 3^a on trouve :

$$\gamma'' = G'' + \frac{G'.G''}{F}$$

et comme

$$n = \gamma'' - G''$$

on a :

$$n = \frac{G'.G''}{F}$$

Si l'on substitue la valeur de f' dans la formule 4ᵃ on a :

$$f'' = F'' + \frac{F'.F''}{F}$$

et comme

$$n = f'' - F''$$

$$n = \frac{F'.F''}{F}$$

formule qui est la même que celle que nous avons indiquée pour l'hypermétropie.

Il faudra donc, pour l'hypermétropie axile, soustraire cette valeur n des 20 mm. qui représentent la longueur de l'œil emmétrope, et l'ajouter en revanche à la même quantité dans les cas de myopie axile.

Si la lentille additionnelle pouvait être placée exactement au point nodal de l'œil amétrope, F serait égal à la distance de la lentille au point focal de cet œil. Mais ceci est impossible, car les lentilles sont habituellement à 13 mm. de la cornée pour l'œil réel ; ce qui représente 15 mm. pour l'œil réduit. Par conséquent, la lentille sera à 20 mm. du point nodal de l'œil réduit, et e trouvera en φ'. Ainsi la distance focale de la lentille convexe compensatrice d'une hypermétropie de $\frac{1}{\gamma}$ n'est pas de γ' mais de $\gamma' + 20$ mm.

Pour l'hypermétropie la valeur de n sera donc :

$$n = \frac{300}{\gamma' + 20}$$

Dans l'exemple choisi, où $\gamma' = 135{,}35$ mm. on aura :

$$n = \frac{300}{155{,}35} = 1{,}93 \, \text{mm.}$$

Pour la myopie, la longueur focale de la lentille correctrice devient plus courte que γ', et si celle-ci se trouve juste au point focal antérieur de l'œil, sa distance focale F sera γ'—20 mm. Donc :

$$n = \frac{?00}{\gamma' - 20}$$

De là, il ressort un fait important, c'est que l'allongement de l'axe de l'œil dans la myopie est plus considérable que sa diminution dans l'hypermétropie à degré égal. Pour une myopie $\frac{1}{5} = \frac{1}{135,35,}$ si l'on prend pour unité de mesure le millimètre au lieu du pouce, n devient $= \frac{300}{11,535} = 2,6$ mm.

21. En introduisant dans la formule 2.) la valeur de γ'' déterminée par l'une ou l'autre de ces trois méthodes, on trouvera pour la grandeur de l'objet imaginaire X, au punctum remotum d'un œil affecté d'une hypermétropie $\frac{1}{5}$

$$X = \frac{135,35}{13} = 10,41$$

Or X est l'image que l'œil A regarde à l'ophthalmoscope. Comme on l'a dit plus haut, pour que cet œil emmétrope puisse réunir les rayons divergents partis de X, il faut se rendre myope au moyen d'une lentille convexe.

Supposons par exemple (fig. 4), que cette lentille soit placée à une distance $d = 1$ pouce du point nodal de l'œil examiné, elle devra avoir une distance focale de $\gamma' + d = 6''$, car les rayons qui, à leur sortie de l'œil, semblent venir d'un point situé à $5''$ en arrière du point nodal de celui-ci, semblent, 1 pouce plus loin, venir de 6 pouces $= 162,42$ mm. Mais par cette lentille additionnelle le point nodal de l'œil A est déplacé en avant de K en k. Si la lentille est placée exactement au point focal antérieur de l'œil A, ce déplacement sera d'après la formule 5ᵃ.

$$n = \frac{300}{162,42} = 1,84 \text{ mm.}$$

La distance du point nodal k à la rétine dans l'œil emmétrope ainsi corrigée sera :

$$g'' = G'' + n = 15 + 1,84 = 16,84 \text{ mm.}$$

Et la distance de ce point à la lentille, sera de :

$$G' - n = 20 - 1,84 = 18,16 \text{ mm.}$$

C'est à ce nouveau point nodal que se croisent les rayons de direction, qui de l'objet imaginaire X se rendent aux points correspondants de l'image β sur la rétine de l'observateur. On a, d'après la figure 4, la proportion suivante :

$$\beta : X = g'' : g'$$
$$\beta = \frac{X.g''}{g'} \qquad\qquad 6.$$

et en remplaçant X par sa valeur tirée de la formule 2 :

$$\beta = \frac{\gamma'.g''}{\gamma''.g'} \qquad\qquad 6a$$

formule où g' représente la distance de l'objet X au point nodal k et g'' la distance de ce dernier à la rétine de l'observateur. On a donc enfin :

$$\beta = \frac{\gamma' (G'' + n)}{\gamma'' (\gamma' + d + G' - n)} \qquad\qquad 6b$$

Au moyen de cette formule ou de la précédente, on peut, dans tous les cas d'hypermétropie, calculer rapidement la grandeur de l'image du fond de cet œil, perçue par un œil emmétrope.

Dans l'exemple précédent où $\beta = \frac{X.g''}{g'}$ on aura :

$$\beta = \frac{10,41.16,84}{180,58} = 0,97 \text{ mm.}$$

Ce nombre représente la grandeur de l'image rétinienne que produit dans l'œil emmétrope A un objet de grandeur $= 1$ situé sur la rétine de l'œil C, qui a une hypermétropie de $\frac{1}{5}$.

Le grossissement est alors B $= 0,97.20 = 19,4$.

$$H'.$$

22. Il en est autrement lorsque l'hypermétropie de l'œil examiné dépend, non de la longueur trop faible de l'axe, mais de la *diminution de la puissance de réfraction*, ce que nous représentons dans l'œil réduit par l'allongement du rayon de courbure de la surface réfringente.

Lorsque l'œil C, tout en conservant la longueur F'' d'un œil emmétrope, a une hypermétropie $\frac{1}{\gamma'}$, il faut chercher quelle doit être la courbure de la surface réfringente pour que des rayons, convergeant en un point R situé à une distance γ' derrière le point nodal de l'œil, se réunissent sur sa rétine, ou, ce qui revient au même, pour que des rayons provenant d'un point quelconque de cet œil aient, en sortant de celui-ci, une divergence telle qu'ils semblent provenir d'un point situé à une distance γ' derrière le point nodal, ou f' derrière la surface réfringente.

Le rayon de courbure doit être, évidemment, plus long, et x se déplace en arrière en se rapprochant de la rétine. Pour calculer le rayon nous emploierons la formule

$$\frac{n''}{\gamma'} + \frac{n'}{\gamma''} = \frac{n'' - n'}{r} \quad (1) \qquad 7a$$

où n'', indice de réfraction du second milieu, $= \frac{3}{4}$ et n', indice de réfraction de l'air $= 1$; γ' la distance du point nodal, ou centre de courbure, au punctum remotum de l'œil *amétrope*; γ'' la distance du point nodal à

(1) HELMHOLTZ. Optique physiologique, formule 3, p. 62.

la rétine et r le rayon de la surface réfringente de cet œil.

Dans l'*hypermétropie* γ' est négatif. Si nous remplaçons γ'' par $f'' - r$; f'' représentant la longueur de l'œil amétrope, la formule précédente deviendra :

$$\frac{n'}{f'' - r} - \frac{n''}{\gamma'} = \frac{n'' - n'}{r}$$

$$n' - \frac{n'' f'' + n'' r}{\gamma'} = \frac{n'' f'' - n'' r - n' f'' + n' r}{r}$$

$$n' \gamma' - n'' f'' + n'' r = \frac{n'' f'' \gamma' - n'' r \gamma' - n' f'' \gamma' + n' r \gamma'}{r}$$

$$n' \gamma' r - n'' f'' r + n'' r^2 = n'' f'' \gamma' - n'' r \gamma' - n' f'' \gamma' + n' r \gamma'$$

$$n'' r^2 + r n''. \; (\gamma' - f'') = n'' f'' \gamma' - n' f'' \gamma'$$

$$r^2 + r (\gamma' - f'') = f'' \gamma' - \frac{n' f'' \gamma'}{n''}$$

$$\left(r + \frac{\gamma' - f''}{2} \right)^2 = f'' \gamma' - \frac{n' f'' \gamma'}{n''} + \frac{(\gamma' - f'')^2}{4}$$

or
$$\frac{n'}{n''} = \frac{3}{4}$$

donc
$$\left(r + \frac{\gamma' - f''}{2} \right)^2 = f'' \gamma' - \frac{3 f'' \gamma'}{4} + \frac{(\gamma' - f'')^2}{4}$$

$$\left(r + \frac{\gamma' - f''}{2} \right)^2 = \frac{f'' \gamma' + (\gamma' - f'')^2}{4}$$

$$r = \sqrt{\frac{f'' \gamma' + (\gamma' - f'')^2}{4}} - \frac{\gamma' - f''}{2}$$

$$r = \frac{f'' - \gamma' \pm \sqrt{f'' \gamma' + (\gamma' - f'')^2}}{2} \qquad 7b.)$$

Cette formule donnera pour l'exemple choisi

$$r = \frac{20 - 135,35 \pm \sqrt{135,35. \, 20 + (135,35 - 20)^2}}{2}$$

et on aura :

$$r = 5,595 \text{ mm.; disons } 5,6 \text{ mm.}$$

donc $\qquad \gamma'' = f'' - r$

devient $\qquad \gamma'' = 20 - 5,6 = 14,4 \, \text{mm.}$

L'objet imaginaire X sera donc d'après la formule 2.)

$$X = \frac{135,35}{14,4} = 9,4 \, \text{mm.}$$

Cet objet produit sur la rétine de l'observateur placé dans les mêmes conditions que dans le premier cas, une image $\beta = \dfrac{X.\,g''}{g'}$ (voir la formule 6).

$$\beta = \frac{9,4.\,16,84}{180,58} = 0,87 \text{ mm.}$$

Ce nombre, multiplié par le grossissement 20, donne pour la projection de cette image rétinienne à 30 cm. un grossissement B $= 17,4$ mm.

23. On voit par là que le grossissement de l'image ophthalmoscopique droite est plus considérable pour un œil dont l'hypermétropie provient du raccourcissement de l'axe, que pour un œil hypermétrope au même degré, mais dont l'hypermétropie provient de l'aplatissement de la surface réfringente, la longueur de l'œil restant la même que dans l'œil emmétrope.

M.

L'œil examiné est myope.

24. Les rayons partis du fond de l'œil émergent de sa cornée en convergeant de façon à produire, à une distance $+\,\gamma'$ du point nodal, une image réelle renversée. Pour obtenir une image droite du fond de l'œil, on ne laisse pas cette image réelle se produire. Les rayons, avant de se réunir au point R, rencontrent l'œil de l'observateur qui doit les faire converger sur sa rétine.

Or, comme un œil hypermétrope peut seul réunir sur sa rétine des rayons convergents, l'emmétropie de l'observateur doit être transformée en hypermétropie par l'interposition d'une lentille concave. Cette hypermétropie artificielle devra être telle, que le foyer conjugué négatif qui lui correspond coïncide avec le foyer conjugué positif de l'œil myope. De cette façon, l'image qui se ferait au foyer de l'œil myope devient, évidemment, pour l'observateur l'objet observé. L'image β de cet objet qui se produit sur sa rétine sera projetée à 30 cm., et cette projection représente le grossissement de l'image droite du fond de l'œil myope.

Il faut donc encore calculer, d'abord, la grandeur de l'image X.

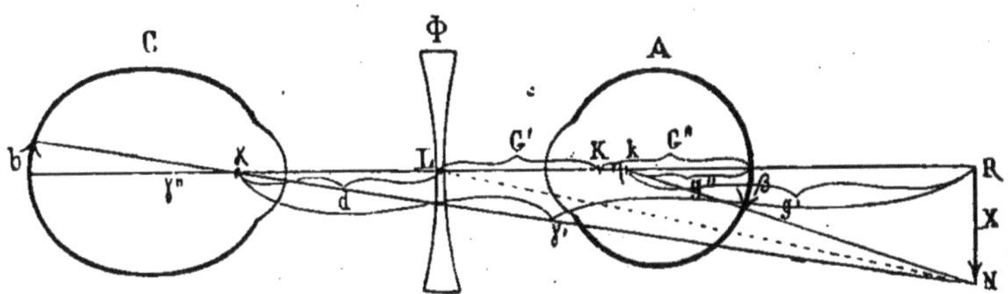

Figure 5.

D'après la figure 5, on a :

$$X : b = \gamma' : \gamma''$$

$$X = \frac{b.\,\gamma'}{\gamma''}$$

et comme
$$b = 1,$$

$$X = \frac{\gamma'}{\gamma''}$$

comme pour l'œil hypermétrope. (Formule 2)

Ici, encore, γ' représente la distance du point nodal $\varkappa$ au punctum remotum R et γ'' la distance du point nodal à la rétine. Cette valeur γ'' dépend encore ici de la nature et du degré de la myopie.

M^a.

Myopie axile.

Un œil peut être myope par suite de son allongement, tout en présentant le même indice de réfraction et les mêmes rayons de courbure qu'un œil emmétrope.

Dans ce cas, l'allongement de l'axe oculaire peut être calculé par l'une ou l'autre des trois méthodes précédemment indiquées.

1° D'après la formule 3.) on a :

$$\gamma'' = \frac{\gamma'.\, G''}{\gamma' - G'}$$

Les lettres représentent toujours les mêmes valeurs, mais γ' devient ici positif parce qu'il est situé du côté opposé à γ'' du système dioptrique.

Si nous supposons une myopie de $\frac{1}{5}$ ou en millimètres de $\frac{1}{135,35}$, la distance du point nodal à la rétine sera :

$$\gamma'' = \frac{135,35 \cdot 15}{130,35 - 20} = 17,6 \text{ mm.}$$

2° D'après la formule 4^a.) la longueur du globe de l'œil myope sera :

$$f'' = \frac{f'.\, F''}{f' - F'}$$

et dans l'exemple supposé :

$$f'' = \frac{130,35 \cdot 20}{130,35 - 15} = 22,6 \text{ mm.}$$

et comme

$$\gamma'' = f'' - r$$
$$\gamma'' = 22,6 - 5 = 17,6 \text{ mm.}$$

3° En calculant la différence η de longueur de l'œil myope et de l'œil emmétrope, nous avons trouvé (page 38), pour une myopie axile $\frac{1}{5}$.

$$\eta = 2,6 \text{ mm.}$$

quantité qui représente l'excès de γ'' sur G'' et de f'' sur F'', et comme $G'' = 15$ mm. nous avons encore :

$$\gamma'' = 15 + 2,6 = 17,6 \text{ mm.}$$

L'image renversée réelle sera donc :

$$X = \frac{135,35}{17,6} = 7,69 \text{ mm.}$$

Si la lentille concave qui doit rendre parallèles les

rayons qui convergent en X est à une distance d du point nodal de l'œil examiné, sa distance focale doit être de $\gamma' - d$. Si, de plus, cette lentille est située au premier point focal φ' de l'œil A, le point nodal de ce dernier se déplace en arrière et se rapproche de la rétine d'une quantité $\eta = \dfrac{F'.F''}{\gamma' - d}$. Supposons que la lentille placée à un pouce du point nodal $\varkappa$ de l'œil examiné, sa distance focale devra être de 4" ou 108,28 mm., et on a :

$$\eta = \frac{300}{108,28} = 2,7 \text{ mm.}$$

La distance du point nodal k à la rétine dans l'œil emmétrope corrigé sera donc de :

$$g'' = G'' - \eta = 15 - 2,7 \text{ mm.}$$
$$g'' = 12,3 \text{ mm.}$$

Ainsi l'œil A est devenu hypermétrope et peut réunir sur sa rétine les rayons qui convergent vers un objet X, situé derrière lui. Si nous tirons les rayons de direction R k et N k de l'objet à travers le nouveau point nodal, nous trouvons pour l'image rétinienne β de cet objet, la proportion :

$$\beta : X = g'' : g'$$

si nous désignons k R par g',

d'où :
$$\beta = \frac{X\,g''}{g'}.$$

En remplaçant X par sa valeur tirée de la formule 2,) on aura :

$$\beta = \frac{\gamma'.g''}{\gamma''.g'} \tag{6\textit{c}.}$$

formule semblable à la formule 6^a pour l'hypermétropie.

Cependant, quoique les deux genres d'anomalies de la réfraction aient le même degré (H $\frac{1}{5}$ et M $\frac{1}{5}$) toutes les lettres employées ci-dessus ont, pour la myopie, d'autres valeurs que pour l'hypermétropie. (Voir la fig. 5.)

$$g' = \gamma' - d - G' - n$$
$$g' = 135,35 - 27,07 - 20 - 2,6$$
$$g' = 85,58 \text{ mm.}$$

on aura donc pour l'œil myope :

$$\beta = \frac{135,35 \cdot 13,3}{17,6 \cdot 85,58} = 1,19 \text{ mm.}$$

Cette image étant projetée à 30 cm., on aura comme grossissement final :

$$B = 20 \beta = 20 \cdot 1,19 = 23,8.$$

$$M^c.$$

Myopie de courbure.

25. Lorsque la myopie dépend, non de la trop grande longueur de l'œil, mais de la trop forte courbure de ses surfaces réfringentes, l'œil pouvant avoir la longueur normale d'un œil emmétrope, la distance du point nodal à la rétine (γ'') change.

La grandeur β de l'image rétinienne et, par conséquent, le grossissement B varient avec γ'', comme le montre la formule 6^c.

Il faut donc, avant tout, déterminer la valeur de γ''. Cette valeur étant égale à la longueur de l'œil F''' diminuée de la longueur du rayon de courbure r, il suffit de calculer ce dernier et de soustraire sa valeur de F'''.

Supposons donc un œil ayant une myopie de $\frac{1}{\gamma}$ de même longueur F''' que l'œil emmétrope; quelle doit être la longueur du rayon de courbure de cet œil, pour que les rayons partis d'un point situé à la distance γ' de son centre de courbure, viennent se réunir sur sa rétine? Pour résoudre ce problème, nous emploierons encore la formule 7^a.

$$\frac{n''}{\gamma'} + \frac{n'}{\gamma''} = \frac{n'' - n'}{r}$$

Pour l'œil myope γ' est positif, comme étant placé du côté de la surface réfringente opposé à γ'', et on a de plus $\gamma'' = F'' - r$. On a donc :

$$\frac{n''}{\gamma'} + \frac{n'}{F - r} = \frac{n'' - n'}{r}$$

d'où l'on tire :

$$r = \frac{F'' + \gamma' \pm \sqrt{(F'' + \gamma')^2 - \gamma' F''}}{2} \qquad 7^c.)$$

et en chiffres :

$$r = \frac{20 + 135,35 \pm \sqrt{(20 + 135,35)^2 - 135,35 \cdot 20}}{2}$$

$$r = 4,49 \text{ mm.}$$

prenons $r = 4,5$ mm.

donc

$$\gamma'' = 20 - 4,5 = 15,5 \text{ mm.}$$

La valeur X deviendra, d'après la formule 2 :

$$X = \frac{135,35}{15,5} = 8,7 \text{ mm.}$$

Pour le reste des calculs nous rentrons dans le cas précédent. Laissons la lentille dans la position d, qu'elle y occupait pour pouvoir comparer directement les résultats. Cette lentille doit avoir la même longueur focale que celle qui nous a servi pour la myopie axile, et le changement produit par son emploi dans la position du point nodal de l'œil de l'observateur sera le même. Nous pouvons donc, pour calculer l'image β produite sur la rétine de l'observateur, appliquer directement la formule 6^c, sans calculer X, et on aura ainsi :

$$\beta = \frac{\gamma' \cdot g''}{\gamma'' \cdot g'},$$

$$\beta = \frac{135,35 \cdot 13,3}{15,5 \cdot 85,58} = 1,35 \text{ mm.}$$

ou si l'on veut se servir de la valeur X :

$$\beta = \frac{X.\,g''}{g'}$$

$$\beta = \frac{8,7.\,13.3}{85,58} = 1,35 \text{ mm.}$$

Cette image projetée à 30 cm. donnera un grossissement :

$$B = 20.\,1,35 = 27,0$$

26. Selon les calculs précédents, le grossissement de l'image ophthalmoscopique droite dans les différentes conditions de l'œil est donc :

Emmétropie... ... ... = 20
Hypermétropie axile $^1/_5$... ... ... = 19,4
Hypermétropie de courbure $^1/_5$.. = 17,4
Myopie axile $^1/_5$... ... ... = 23,8
Myopie de courbure $^1/_5$... ... ... = 27,0

La comparaison de ces chiffres nous montre que *le grossissement de l'image droite, étant de 20 pour l'œil emmétrope, est moindre pour l'œil hypermétrope et plus considérable pour l'œil myope; ensuite que le grossissement est plus faible dans l'hypermétropie de courbure que dans l'hypermétropie axile; plus considérable dans la myopie de courbure que dans la myopie axile.*

Une partie de ces faits avaient déjà été remarqués dans la pratique ophthalmoscopique. On sait que la papille d'un œil myope, dont on observe l'image droite, paraît, en général, plus grande que la papille d'un œil hypermétrope. Mais nos calculs prouvent qu'il existe un rapport direct entre la grandeur de l'image droite et la distance du point nodal à la rétine.

On aurait donc le droit de demander s'il ne serait pas possible de calculer, à l'aide de la grandeur de l'image droite, non-seulement la position du punctum remo- tum, mais encore le rayon de courbure ou la longueur de l'axe de l'œil. Cela permettrait de distinguer en clinique la myopie axile de la myopie de courbure, diagnostic pour lequel on ne possède pas jusqu'ici d'éléments suffisants.

J'ai cherché, ailleurs (Ann. d'oculistique, janv.-fév. 1874, p. 6), à élucider ce point, et j'ai montré que le diagnostic ne serait possible que si nous avions au fond de l'œil un objet de grandeur constante ou directement mensurable. Ce facteur nous manquant, la grandeur d'une image projetée, à une distance donnée, ne peut pas nous fournir la solution de ce problème. En effet, pour déterminer la grandeur de γ'' par la valeur de B, il faudrait connaître b qui est une inconnue, car la dimension des objets situés au fond de l'œil, et de la papille en particulier, présente normalement chez les différents individus des variations plus considérables que celles qui pourraient résulter de l'état amétropique de l'œil.

Mais si nous parvenions à déterminer par d'autres moyens la valeur de γ'' dans les cas d'hypermétropie et de myopie, il serait possible de calculer, d'après la grandeur de la projection de l'image droite, la grandeur réelle de son objet sur la rétine observée. Or γ'' peut être calculé d'après la position du premier point focal conjugué (punctum remotum), et la mensuration des courbures des surfaces réfringentes ou de la longueur de son axe est aussi possible. J'ai indiqué, dans le travail cité, les principes de ces mensurations. Mais quoiqu'il soit possible d'arriver de cette manière au diagnostic cherché, on ne l'appliquera guère à la détermination de la grandeur des objets rétiniens celle-ci se faisant beaucoup plus facilement à l'aide de l'image renversée, comme nous le verrons.

27. Si l'on ne cherche pas à calculer la grandeur de l'image droite et qu'on se contente de déterminer l'angle sous lequel elle apparaît, on peut employer une méthode de calcul plus simple, indiquée par SCHWEIGGER (1), et que nous allons exposer rapidement.

Emmétropie. — Dans la figure 3, l'angle visuel sous lequel l'objet b est vu par l'œil A est représenté par l'angle NKM. Celui-ci est égal à l'angle $n'Km'$ et par suite à l'angle nkm, comme angle correspondant. Si l'on exprime l'angle visuel par la valeur de sa tangente, cet angle sera dans notre cas égal à :

$$tg < Y = \frac{b}{G''}, \text{ ou encore en degrés} = \frac{b.180°}{G''.\pi}$$

28. *Hypermétropie.* — Pour calculer l'angle visuel pour un œil amétrope, le moyen le plus simple est, comme nous l'avons fait dans la fig. 1, de considérer la lentille correctrice, non comme ajoutée à l'œil de l'observateur, mais comme formant avec l'œil examiné un système dioptrique unique. En raisonnant ainsi, on voit que tous les rayons partis d'un même point de l'objet seront parallèles après avoir traversé la lentille. Les rayons venus de m seront parallèles à l'axe, ceux qui partent de n seront parallèles au rayon qui, à la sortie de l'œil, ira passer par le centre optique de la lentille. Or, ce dernier est également parallèle au rayon

(1) SCHWEIGGER. Handbuch der Augenheilkunde, p. 98-108.

K v" de l'œil A, qui indique le point v", image du point
n, et qui détermine, par conséquent, avec l'axe l'angle
visuel φ"Kv" = LKv'. Par conséquent, l'angle visuel
LKv' et l'angle RLN sont aussi égaux, comme correspondants, par rapport aux parallèles NL et v'v" et la
tangente de cet angle est :

$$tg\ Y = \frac{X}{LR}$$

En désignant par d la distance KL de la lentille
convexe au point nodal de l'œil, et en substituant à X
sa valeur donnée par la formule 2.), l'expression précédente deviendra :

$$tg\ Y = \frac{b.\ \gamma'}{\gamma''(\gamma'+d)}$$

et en degrés :

$$< Y = \frac{b.\ \gamma'.\ 180°}{\gamma''(\gamma'+d)\pi}$$

Il ressort de cette formule que l'angle visuel sous
lequel on voit un même objet du fond de l'œil *hypermétrope*, diminue à mesure que d augmente, c'est-à-dire à
mesure que la lentille convexe s'éloigne de l'œil examiné.
La lentille convexe devant être d'autant plus faible
qu'elle est plus éloignée de l'œil, cet angle diminue
donc avec la longueur focale de la lentille correctrice.
De plus, comme pour un même degré d'hypermétropie
(exprimé par γ'), γ" est plus petit dans l'hypermétropie
axile que dans l'hypermétropie provenant de l'aplatissement des surfaces réfringentes, ou de la diminution
de l'indice de réfraction, l'angle visuel sera plus grand
dans le premier cas que dans le second.

29. *Myopie.* Nous procédons ici comme nous venons

de le faire pour l'hypermétropie. Les rayons qui ont traversé la lentille concave sont parallèles, et l'angle visuel est formé par l'axe et par le rayon tiré de l'extrémité de l'image renversée N (fig. 5), au centre optique L de la lentille. La tangente de cet angle sera :

$$tg\, Y = \frac{X}{L\, R}$$

En nommant encore d la distance de la lentille concave au point nodal de l'œil examiné et remplaçant X par sa valeur, la formule précédente devient :

$$tg\, Y = \frac{\gamma'}{\gamma''\, (\gamma' - d)}$$

en degrés :
$$< Y = \frac{\gamma' \cdot 180^\circ}{\gamma''\, (\gamma' - d)\, \pi}$$

Il en résulte que l'angle visuel d'un objet constant augmente dans la myopie avec la valeur de d, c'est-à-dire avec la distance de la lentille correctrice à l'œil, ou en d'autres termes, puisque la lentille doit être d'autant plus forte qu'elle est plus éloignée de l'œil, l'angle visuel est en raison inverse de la distance focale de la lentille concave correctrice.

De plus, comme à degré égal (γ') de myopie, la valeur γ'' est plus considérable dans la myopie axile que dans la myopie de courbure, la formule précédente montre que le même objet se présentera sous un angle plus petit dans la myopie axile que dans la myopie de courbure.

30. Ces résultats concordent dans leur ensemble avec ceux que nous ont donnés les calculs précédemment exposés sur la grandeur des images rétiniennes. Mais,

comme nous l'avons vu, la connaissance de l'angle
visuel seul ne suffit pas pour tirer une conclusion sur
la grandeur réelle de l'objet examiné ; elle ne donne
même pas le grossissement. On n'obtiendrait celui-ci
que par la comparaison de l'angle visuel, calculé pour
l'objet vu à travers les milieux dioptriques de l'œil
observé avec l'angle du même objet vu sans interposition de ces milieux. Or, comme nous l'avons dit, la distance de la rétine observée à notre œil est si faible qu'il
nous serait impossible de la voir dans ces conditions,
sans l'appareil dioptrique. Nous sommes donc forcés,
pour calculer l'angle visuel de l'objet vu à l'œil nu, de
placer cet objet à une distance telle que nous puissions
le voir distinctement, c'est-à-dire à la distance que nous
avons nommée distance de projection. On ne peut donc
pas non plus se passer de la projection dans les calculs
du grossissement basés sur l'angle visuel. Mais si l'on
calcule le grossissement à l'aide des angles visuels et de
la projection de l'image rétinienne, on arrive à des résultats qui concordent parfaitement avec les nôtres, fait
bien naturel, puisque nous avons aussi calculé la
grandeur des images rétiniennes, considérées comme
les tangentes des angles visuels.

GRANDEUR DE L'IMAGE OPHTHALMOSCOPIQUE RENVERSÉE.

31. L'image ophthalmoscopique renversée est une
image réelle produite par la réunion des rayons partis
du fond de l'œil.

Pour l'œil *myope*, dont les rayons émergent en convergeant, cette image se produit, comme nous l'avons
vu (§ 24), sans intermédiaire au punctum remotum de

l'œil. Cependant, on préfère généralement se servir d'une lentille convexe un peu forte, pour rendre les rayons plus convergents et les réunir à une distance moindre en une image renversée. Cette disposition est naturellement indispensable lorsqu'il s'agit d'un œil emmétrope ou hypermétrope. L'image, ainsi produite, étant réelle, a une grandeur absolue; elle peut être reçue sur un écran de verre ou sur un canevas métallique et y être mesurée directement comme tout autre objet. Il n'est donc pas nécessaire, pour l'image renversée, de supposer une distance de projection, non plus que de calculer la grandeur de l'image produite sur la rétine de l'observateur. Nous n'avons à tenir compte que de l'œil examiné et de l'image renversée qu'il produit, et nous comparons la grandeur de cette image avec la grandeur de son objet. L'œil de l'observateur n'entrera donc plus en ligne de compte dans nos calculs.

Image renversée de l'œil emmétrope.

32. Nous continuons à supposer l'œil dépourvu d'accommodation, et nous conservons les expressions figurées précédemment. Nous éclairons à l'aide d'un ophthalmoscope le fond de l'œil (fig. 6), devant lequel nous plaçons une lentille convexe L.

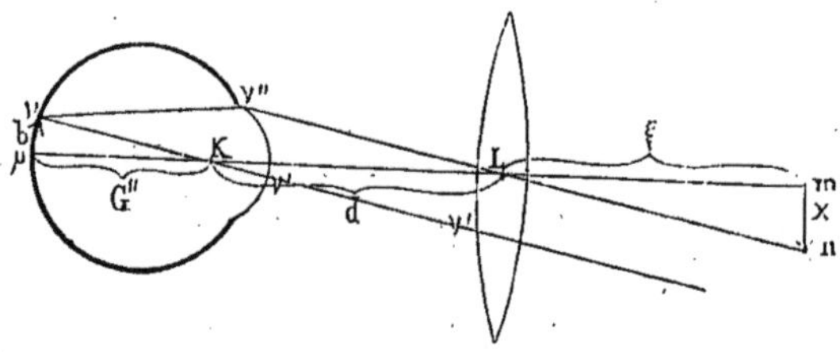

Figure 6.

Les rayons lumineux sortis de l'œil sont concentrés

par cette lentille, et vont former une image réelle renversée x dans une distance Lm de la lentille.

Pour calculer la grandeur de cette image nous nous poserons toujours ces deux questions :

1° *Où se fait l'image renversée?*

2° *Quelle est sa grandeur?*

Nous désignerons la distance focale de la lentille par Φ, la distance de la lentille au point nodal K de l'œil par d, et la distance de l'image renversée de la lentille par ξ.

L'œil étant emmétrope, les rayons qui proviennent des différents points d'un objet b de la rétine seront parallèles au sortir de l'œil, et tout rayon qui, partant d'un point de l'objet, passera par le point nodal indiquera la direction du faisceau de rayons parallèles partis de ce point. Les rayons partis du point μ de l'objet marcheront donc parallèlement à l'axe, et ceux qui proviennent de l'autre extrémité ν de b, auront la direction $\nu\,\nu'$. Ces rayons tombent à une distance d du point nodal sur la lentille L qui les fait converger en son point focal m. Les rayons venant du point μ vont se réunir sur l'axe. En effet, le rayon principal qui traverse sans déviation le centre optique de la lentille coïncide avec l'axe.

De tous les rayons partis de ν et qui, après leur sortie de l'œil, suivent la direction $\nu\nu'$, l'un, $\nu''L$, passera par le centre optique L de la lentille, et comme il n'est pas dévié, il représente la ligne sur laquelle devra se produire l'image du point ν. Cette image devant être à la distance focale de la lentille, elle se fera au point n. Pour un œil emmétrope, la distance à laquelle l'image renversée se produit est donc égale à la distance focale de la lentille convexe qui fait converger les rayons. On a donc :

$$\xi = \Phi$$

quelle que soit la distance qui sépare l'œil de la lentille, car les rayons étant partout parallèles, il n'y a pas à tenir compte de d.

La grandeur de l'image renversée x est représentée par un des côtés du triangle $mn\mathrm{L}$, semblable à $\mu\, \nu\, \mathrm{K}$, puisque leurs côtés sont parallèles. On a donc :

$$x : b = \xi : \mathrm{G}''$$
$$x = \frac{b.\,\xi}{\mathrm{G}''}$$

et b étant $= 1$,

$$x = \frac{\xi}{\mathrm{G}''}$$

G'' représente pour l'œil emmétrope une valeur constante de 15 mm., et ξ, étant égal à la distance focale de la lentille, la formule devient :

8.) $$x = \frac{\Phi}{\mathrm{G}''}$$

La grandeur de l'image renversée d'un œil emmétrope dépend donc, pour un objet de même grandeur, uniquement de la distance focale de la lentille convexe au moyen de laquelle l'image est produite, et elle est directement proportionnelle à cette valeur.

Prenons comme exemple une lentille convexe d'une distance focale $= 2'' = 54,14$ mm., l'image renversée se produira à 54,14 mm. de la lentille et aura une grandeur :

$$x = \frac{54,14}{15} = 3,61 \text{ mm.}$$

pour un objet b de 1 mm.

Le grossissement sera donc $= 1 : 3,61$.

Image renversée de l'œil hypermétrope.

33. Les rayons partis de la rétine sortent de l'œil en divergeant, et rencontrent la lentille L (fig. 7), qui les

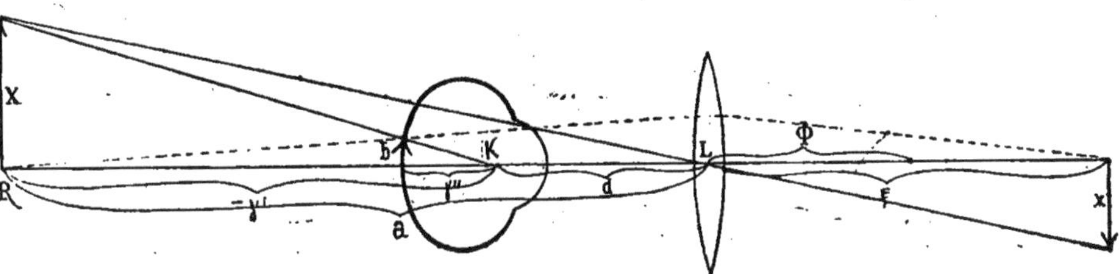

Figure 7.

rend convergents. On peut déterminer le point de convergence de ces rayons par la formule connue des lentilles :

$$\frac{1}{\xi} = \frac{1}{\Phi} - \frac{1}{a}$$
9.)

où ξ représente la distance de l'image à la lentille, a celle de l'objet à la lentille et Φ la distance focale.

Evidemment a est dans notre cas représenté par la distance du point de départ apparent des rayons divergents, c'est-à-dire le punctum remotum R de l'œil hypermétrope. On a donc :

$$a = \gamma' + d$$

d représentant la distance du point nodal à la lentille.

Pour l'œil hypermétrope la formule qui sert à déterminer le point où se fait l'image, sera donc :

$$\frac{1}{\xi} = \frac{1}{\Phi} - \frac{1}{\gamma' + d}$$

d'où l'on tire :

$$\xi = \frac{\Phi\,(\gamma' + d)}{\gamma' + d - \Phi}$$
9a.)

Quant à la grandeur de l'image renversée produite

à la distance ξ, on la calcule aussi facilement que le point où elle se produit.

Evidemment l'objet que représente cette image est l'image virtuelle X, qui se formerait en prolongeant les rayons provenant de b, en arrière de l'œil hypermétrope. Nous emploierons donc pour calculer la grandeur x de l'image, la formule qui sert à calculer l'image x, formée à la distance ξ, et représentant un objet X, placé à une distance $a = \gamma' + d$. Or, on a dans les deux triangles rectangles semblables, opposés par leur sommet au centre optique L de la lentille :

$$x : X = \xi : a$$
$$x = \frac{X \cdot \xi}{a}$$

Nous savons, d'autre part, par la formule 2.) que $X = \frac{\gamma'}{\gamma''}$. Si nous remplaçons de plus a par sa valeur $\gamma' + d$ la formule qui représente la grandeur de l'image renversée d'un œil hypermétrope sera :

$$x = \frac{\gamma' \cdot \xi}{\gamma'' (\gamma' + d)}$$

et en remplaçant ξ par sa valeur (formule 9^a), on trouve :

$$x = \frac{\gamma' \cdot \Phi}{\gamma'' (\gamma' + d - \Phi)} \qquad \text{10a.)}$$

Il n'est donc pas nécessaire, pour calculer uniquement la grandeur de l'image renversée, de déterminer le point où elle se produit, ni la grandeur de l'image virtuelle X. Il suffit, pour ce calcul, de connaître la valeur γ', qui exprime le degré de l'hypermétropie, la distance de la rétine et celle de la lentille au point nodal (γ'' et d), et enfin la distance focale de la lentille.

On choisit la distance d de façon que le foyer de la lentille coïncide à peu près avec le plan pupillaire. Cette position a l'avantage de faire disparaître l'image de la pupille du champ de l'image ophthalmoscopique. Celui-ci n'est plus limité par la pupille. Or, d'après HELMHOLTZ (Optique phys., p. 68), le point nodal de l'œil n'est situé qu'à 3,5 mm. environ en arrière du plan pupillaire, et il est, du reste, impossible de tenir la lentille de façon que son foyer soit toujours exactement dans ce plan. Nous pouvons donc supposer que le foyer de la lentille coïncide avec le point nodal, et les formules deviendront beaucoup plus simples. On a alors :

$$d = \Phi$$

Et la formule 9ᵃ) devient :

$$\xi = \frac{\Phi (\gamma' + \Phi)}{\gamma'}$$

ou
$$\xi = \frac{\Phi^2}{\gamma'} + \Phi \qquad 9b.)$$

Il résulte de cette formule que la valeur ξ est directement proportionnelle au carré de la distance focale de la lentille convexe employée pour produire l'image renversée, et qu'elle est inversement proportionnelle à la distance du point nodal au point focal de l'œil. En d'autres termes, l'image est d'autant plus éloignée de la lentille que celle-ci est plus faible, et l'hypermétropie plus forte.

En introduisant la même simplification dans la formule 10ᵃ, la grandeur de l'image renversée d'un œil hypermétrope sera exprimée par cette simple formule :

$$x = \frac{\Phi}{\gamma''} \qquad 10b.)$$

Nous avons donc pour l'hypermétropie une formule analogue à celle de l'emmétropie. On pourrait aussi tirer de la formule 10ᵃ, la formule applicable à l'emmétropie ; car pour l'emmétropie γ' devient $= \infty$ et par

conséquent $\gamma' + d - \Phi$ aussi $= \infty$; γ'' est $= G''$ et a formule 10ᵃ.) devient donc dans ce cas $x = \dfrac{\Phi}{G''}$.

Il résulte de la formule 10ᵇ que l'image renversée est
directement proportionnelle à la distance focale de la
lentille, et inversement proportionnelle à la distance du
point nodal à la rétine de l'œil hypermétrope. Cette
image sera donc toujours plus grande que celle de l'œil
emmétrope, si la lentille a la même force et la même
position, puisque γ'' de l'œil hypermétrope est toujours
plus petit que G'' de l'œil emmétrope. L'image augmen-
tera avec le degré de l'hypermétropie, c'est-à-dire à
mesure que γ'' diminue. Elle sera enfin plus grande dans
les cas où l'hypermétropie dépend du raccourcissement
du globe oculaire, que dans ceux où elle est due à l'allongement du rayon de courbure, ou à la diminution
de l'indice de réfraction, parce que dans l'hypermétropie axile γ'' est plus petit que dans les autres hyper-
métropies de même degré.

Prenons de nouveau, pour l'application de ces for-
mules, une hypermétropie de $\frac{1}{5}$ ($\gamma' = 135{,}35$ mm.),
et une lentille convexe d'une longueur focale de 2".
($\Phi = 54{,}14$ mm.)

IIᵃ *Hypermétropie axile.*

34.—Nous avons vu, que pour une hypermétropie de $\frac{1}{5}$,
le système dioptrique, restant normal, γ'' devient
$= 13$ mm.

L'image renversée se produit donc à une distance :

$$\xi = \frac{\Phi\,(\gamma' + d)}{\gamma' + d - \Phi}$$

Si le point focal de la lentille est situé dans le plan
pupillaire, on a :

$$d = \Phi + 3,5 \text{ mm.} = 57{,}64 \text{ mm.}$$

$$\xi = \frac{54{,}14(135{,}35 + 57{,}64)}{135{,}35 + 57{,}64 - 54{,}14} = 75{,}25 \text{ mm.}$$

En faisant coïncider le point focal de la lentille avec le point nodal, on a, d'après la formule 9[b]) :

$$\xi = \frac{54,14^2}{135,35} + 54,14 = 75,79 \text{ mm}.$$

La différence entre les résultats est donc assez minime, pour qu'on puisse n'en pas tenir compte.

Pour la grandeur de l'image nous trouvons, en faisant tomber le point focal de la lentille dans le plan pupillaire, d'après la formule 10[a] :

$$x = \frac{135,35 \cdot 54,14}{13\,(135,35 \cdot 57,64 - 54,14)} = 4,06 \text{ mm}.$$

En supposant que le point focal de la lentille tombe au point nodal de l'œil, nous pouvons appliquer la formule 10[b], qui nous donne :

$$x = \frac{54,14}{13} = 4,1 \text{ mm}.$$

La différence entre les grandeurs de l'image renversée dans les deux positions de la lentille n'est donc que d'environ 0,05 mm. Cet exemple suffit pour montrer qu'on peut sans inconvénient supposer toujours le point focal de la lentille coïncidant avec le point nodal de l'œil examiné. Cette supposition est encore préférable à la première, vu que la position du plan pupillaire ne peut pas être déterminée exactement en vue de nos calculs, ce plan n'ayant aucun rapport fixe de position avec les constantes optiques de l'œil.

35. H . *Hypermétropie de courbure*. Dans cette variété d'hypermétropie, toutes les grandeurs nécessaires à nos calculs restent les mêmes que dans le cas précédent, sauf γ'' qui, d'après le calcul du § 22, devient $= 14,4$ mm.

La distance de l'image renversée à la lentille (supposée conservant sa position par rapport à l'œil), reste la même que dans l'exemple précédent, car, comme le montrent les formules 9^a.) et 9^b.), cette distance est indépendante de γ''.

Par contre, la grandeur de l'image qui dépend de γ'' devient dans ce cas d'après la formule 10^b.).

$$x = \frac{54.14}{14,4} = 3,7 \text{ mm}.$$

Ainsi donc, comme nous l'avons déduit déjà de la formule générale, l'image renversée de l'œil hypermétrope est d'une façon absolue plus grande que celle de l'œil emmétrope, et pour une hypermétropie de même degré, l'image est plus grande, lorsque l'amétropie dépend de la diminution de longueur du globe oculaire que lorsqu'elle provient d'une diminution de la force réfringente.

Image renversée de l'œil myope.

36. Comme nous l'avons déjà rappelé, le fond de l'œil myope peut donner naissance, sans aucun intermédiaire, à une image renversée réelle qui se produit à son foyer conjugué antérieur (au punctum remotum) et dont la grandeur est d'après les calculs précédents : $X = \frac{\gamma'}{\gamma''}$. Mais ce n'est pas de cette image que nous nous occuperons, car dans les cas de myopie faible où γ' est très-grand, elle est beaucoup trop étendue pour être bien éclairée et de plus, le champ visuel, limité par les bords de la pupille, est trop rétréci. Les seuls cas favorables à l'examen de l'œil myope au moyen de l'image renversée, obtenue sans autre intermédiaire

que l'éclairage du fond de l'œil, sont ceux où la myopie est très-considérable. Dans ce cas, l'image se produit à quelques pouces (γ') de l'œil, et l'on peut rapprocher suffisamment le miroir ophthalmoscopique. Enfin, le grossissement est moins considérable à cause de la faible valeur de γ'. On préfère cependant en général employer dans tous les cas, comme pour les yeux emmétropes et hypermétropes, une lentille convéxe pour produire l'image. Les rayons sortis de l'œil myope, tombant déjà en convergeant sur la lentille, vont évidemment se réunir en deçà du foyer de la lentille.

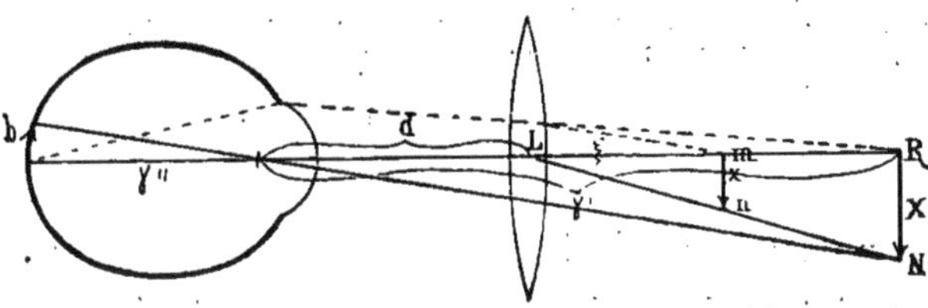

Figure 8.

Pour calculer la distance du point de réunion de ces rayons, nous nous servirons de la formule 9, qui détermine les points conjugués d'une lentille.

Mais les deux points étant situés du même côté de la lentille, une des distances (ξ ou a) sera négative. Il en est en effet, dans ce cas, absolument de même que si un point lumineux était placé en m (fig. 8) entre la lentille et son foyer. Après avoir traversé la lentille, les rayons partis de ce point resteraient encore divergents, comme s'ils provenaient du point R.

Si donc nous regardons comme positive la distance $mL = \xi$; $LR = \gamma' - d$ est négatif. On aura donc :

$$\frac{1}{\xi} - \frac{1}{\gamma' - d} = \frac{1}{\phi}$$

$$\frac{1}{\xi} = \frac{1}{\Phi} + \frac{1}{\gamma' - d}$$

$$\xi = \frac{\Phi\,(\gamma' - d)}{\gamma' + \Phi - d}$$

C'est là la formule générale de la distance ξ de l'image renversée à la lentille, quelle que soit la distance d du point nodal de l'œil. Elle s'applique également à toutes espèces de myopies, car γ'', n'entrant pas dans la formule, le point où se fait l'image est indépendant de cette valeur.

Supposons toujours le cas où le point focal de la lentille et le point nodal de l'œil coïncident, et où par conséquent $d = \Phi$, la formule précédente deviendra :

9^d.)
$$\xi = \Phi - \frac{\Phi^2}{\gamma'}$$

(Comparez formule 9^b).

Pour déterminer la grandeur de cette image, nous aurons une formule analogue à celle de l'hypermétropie.

Nous employons encore pour le calcul l'image X qui se produirait au point R, si la lentille convexe L n'intervenait pas. S'il se produit une image réelle entre le point focal et la lentille, elle doit correspondre à un objet virtuel plus grand dirigé dans le même sens que l'image réelle, et située à la distance LR. Or, cet objet virtuel ne peut être que l'image renversée X.

En effet, si nous cherchons à reconstruire l'objet de l'image renversée en prolongeant ses rayons en arrière, ceux-ci, après avoir traversé la lentille, formeraient, au point R, une image de la grandeur X.

Or, tous les rayons partis du point m de l'objet x et prolongés en arrière, viendront se réunir au point R de l'axe. Parmi les rayons partis de l'autre extrémite n de x, celui qui traverse le centre optique L de la lentille indiquera la ligne sur laquelle se produit l'image du point n, et, en élevant au point R une perpendiculaire à l'axe principal, le point d'intersection de cette ligne et de la ligne Ln détermine le point N, où se forme l'image du point n.

La grandeur x sera déterminée par les triangles rectangles semblables mnL et RNL.

$$x : X = m\text{L} : \text{RL}$$

où
$$m\text{L} = \xi$$

et
$$\text{RL} = \gamma' - d$$

On a donc :

$$x : X = \xi : \gamma' - d$$

et
$$x = \frac{X.\xi}{\gamma' - d}$$

En remplaçant x et X par leurs valeurs on a :

$$x = \frac{\dfrac{\gamma'}{\gamma''} \cdot \dfrac{\Phi (\gamma' - d)}{\gamma' + \Phi - d}}{\gamma' - d}$$

d'où
$$x = \frac{\gamma'.\Phi}{\gamma'' (\gamma' + \Phi - d)} \qquad (10^c.)$$

Telle est la formule générale qui exprime la grandeur de l'image renversée d'un œil myope, quelle que soit la distance d de l'œil à la lentille. En supposant encore ici la coincidence du point focal de la lentille avec le point nodal de l'œil, ce qui rend d égal à Φ, la formule précédente devient :

$$x = \frac{\Phi}{\gamma''} \qquad (10^d.)$$

formule aussi simple que celle que nous avons donnée pour l'emmétropie et l'hypermétropie.

Pour l'œil myope la grandeur de l'image renversée

est donc encore directement proportionnelle à la distance focale de la lentille convexe et inversement proportionnelle à la distance du point nodal à la rétine.

Il ressort de ce fait que, toutes choses égales d'ailleurs, l'image renversée d'un œil myope doit être plus petite que celle de l'œil emmétrope et *à fortiori* de l'œil hypermétrope, puisque γ'' est toujours plus considérable dans l'œil myope que dans les yeux emmétropes et hypermétropes. De plus, l'image renversée d'un œil affecté de myopie axile doit être à degré égal plus petite que celle d'un œil atteint de myopie de courbure, γ'' étant plus petit dans ce dernier cas que dans le premier.

36. M^a. Prenons par exemple une *myopie axile* de $\frac{1}{5}$ et une lentille convexe de $\frac{1}{2}$.

Nous avons donc :

$$\gamma' = 135,35; \quad \Phi = 54,14$$

Et d'après 9^d :

$$\xi = 54,14 - \frac{54,14^2}{135,35} = 32,49 \text{ mm.}$$

Telle est la distance de l'image renversée à la lentille.

Sa grandeur x sera $= \dfrac{\Phi}{\gamma''}$
où γ'' d'après nos calculs du § 24 $= 17,6$ mm.
Donc

$$x = \frac{54,14}{17,6} = 3,07$$

M^c. *Myopie de courbure.*

37. La distance à laquelle se produit l'image renversée reste naturellement la même que dans le cas

précédent ; mais la grandeur de l'image diffère, γ'' ayant une autre valeur. γ'' est ici, d'après le § 25.$=$ 15,5 mm. ; l'on a donc pour la grandeur de l'image renversée :

$$x = \frac{54,14}{15,5} = 3,49 \text{ mm.}$$

38. Pour comparer le grossissement de l'image droite et de l'image renversée ; il suffit de regarder cette dernière à une distance de 30 cm., et les grandeurs ainsi déterminées seront *directement* comparables à celles données plus haut pour les images droites que nous avons supposées à 30 cm. de notre œil. Ce mode de comparaison est d'autant plus légitime que, dans l'examen ophthalmoscopique à l'image renversée, la distance de notre œil au point où se produit l'image renversée, à quelques centimètres au plus de la lentille, correspond à peu près à 30 cm.

On obtient ainsi pour le grossissement de l'image le rapport suivant :

	Image renversée.	Image droite.	Rapport.
	(avec $+ \frac{1}{2}$.)		
Dans l'emmétropie	$= 3,6$	20	1 : 5,5
Dans l'hypermétropie axile $\frac{1}{5}$	$= 4,1$	19,4	1 : 4,7
Dans l'hypermétropie de courbure $\frac{1}{5}$	$= 3,7$	17,4	1 : 4,7
Dans la myopie axile $\frac{1}{5}$	$= 3,1$	23,8	1 : 7,7
Dans la myopie de courbure $\frac{1}{5}$	$= 3,5$	27,0	1 : 7,7

Si l'on regardait l'image renversée à une distance autre que 30 cent., il faudrait, pour pouvoir la comparer directement avec l'image droite, calculer d'abord la grandeur de l'image rétinienne produite par cette image réelle et la projeter à 30 centim., ou bien projeter l'image droite à la distance à laquelle on observe l'image renversée. Mais je ne pense pas qu'on recourre jamais à ce procédé compliqué, puisqu'on trouve dans la méthode que nous venons d'indiquer un moyen beaucoup plus simple et suffisamment exact.

Nous avons, dans tous nos calculs, supposé l'observateur emmétrope. Il est évident que les images rétiniennes d'un même objet ne sont pas égales dans l'œil emmétrope et dans les yeux amétropes. Ce fait ressort du reste de tous les calculs qui nous ont montré pour le même objet $b = 1$ de la rétine des images de grandeurs diverses, suivant les différentes variétés d'amétropie; car il est évident que réciproquement, dans ces cas, le même objet produira des images rétiniennes de grandeurs différentes. Mais, pour parler de grossissement en général, il faut naturellement supposer un œil normal, de même que, pour étudier, par exemple, les couleurs, on suppose un œil doué de la perception normale des couleurs.

39. Récapitulons maintenant, en quelques traits, les résultats obtenus pour le grossissement ophthalmoscopique.

Image droite. Pour l'œil emmétrope, il n'est pas besoin de calcul; on sait que l'image rétinienne de l'observateur est égale à l'objet de la rétine observée et que, projetée à 30 cm., elle présente un grossissement de 20.

Dans les cas où l'amétropie est due à la plus ou moins grande longueur de l'axe de l'œil, le calcul de l'image droite est encore très-simple, et ces cas sont de beaucoup les plus fréquents. Il est du reste probable qu'en fait, les deux groupes d'amétropies (axile et de courbure) ne sont pas nettement séparés et qu'il existe un grand nombre de formes mixtes, quoique les différences de longueur de l'œil soient la cause prédominante des amétropies. Nous appliquons donc simplement la formule 6ᵇ à l'hypermétropie et *mutatis mutandis* à la myopie. On n'oublie pas que γ' est connu par l'expression fractionnaire qui indique le degré de l'amétropie, que γ'' et η se calculent par la simple formule $\frac{300}{F}$ et que $d + G'$ représentent la distance des points nodaux des deux yeux qui est environ de 47 à 50 mm.

40. *Image renversée*. — La grandeur de l'image renversée pourra toujours être calculée de tête d'après la formule $x = \frac{\Phi}{\gamma''}$, et ce calcul deviendra encore plus simple lorsqu'on appliquera le système métrique à la désignation des lentilles. Alors on n'aura plus à réduire les valeurs de γ' et de Φ en millimètres. Ainsi, supposons qu'il faille calculer ces valeurs dans un cas quelconque, une myopie de $\frac{1}{20}$ par exemple. Si l'on prend pour simplifier $1'' = 27$ mm, la myopie est exprimée par $\frac{1}{540}$. Cette myopie sera compensée par une lentille concave de 540—20 mm. $=$ 520 mm. de distance focale, placée au foyer antérieur de l'œil. On aura donc $\eta = \frac{300}{520} = 0,6^{mm}$ environ. De là $\gamma'' = 15+0,6 = 15,6$. En employant pour produire l'image renversée, une lentille convexe $\frac{1}{3}$ on aura :

$$\Phi = 3 \times 27 = 81 \text{ mm.}$$

et
$$x = \frac{81}{15,6} = 5,2 \text{ mm.}$$

Il en sera de même pour l'œil hypermétrope, sauf que dans ce cas il faut, pour compenser l'amétropie, une lentille plus faible que ne l'indique le degré de l'anomalie, et qu'il faut pour trouver γ'' soustraire η de G'' ($= 15$ mm.), au lieu de l'ajouter.

41. En comparant les résultats de ces calculs avec ceux qui ont été donnés sur le même sujet par M. Helmholtz (Optique phys., p. 240 et suiv.), on remarquera quelques différences. Cela provient surtout de ce que Helmholtz suppose dans tous ses calculs pour l'œil examiné comme pour l'observateur, une distance moyenne de la vision distincte, c'est-à-dire qu'il suppose dans ses calculs l'œil accommodé pour un point situé à une distance d'à peu près 8", ou un degré correspondent de myopie. A l'époque où Helmholtz a publié ses travaux, les notions sur la réfraction et l'accommodation n'avaient pas encore été élucidées, comme elles l'ont été dès lors par les remarquables travaux de M. Donders, qui a exposé clairement la nature des différents états de réfraction et de l'accommodation. En faisant entrer la réduction nécessaire dans les calculs de Helmholtz, on voit que ses résultats et les nôtres ne présentent pas de différences essentielles, quoiqu'ils soient obtenus par des méthodes différentes.

C'est ce que nous prouvera un rapide examen de l'exposé de Helmholtz.

Nous ne reproduirons pas textuellement le calcul de cet auteur, pensant les faire comprendre plus facilement en les rattachant aux considérations qui précèdent, tout en conservant les désignations de Helmholtz.

L'œil observé A (fig. 9) a pour pour limite de sa vision distincte un point b situé à une distance G. Nous exprimerons donc ce fait en disant que l'œil A est *myope* et a son punctum remotum en b, point dont la distance au point nodal de l'œil est γ'. Du reste, nous ferons partir de même du point nodal toutes les distances que Helmholtz calcule à partir « de

l'œil. » Cela donné, un objet *a* du fond de l'œil, formerait au point *b* une image renversée β. Mais les rayons
sont interrompus dans leur marche, par l'interposition

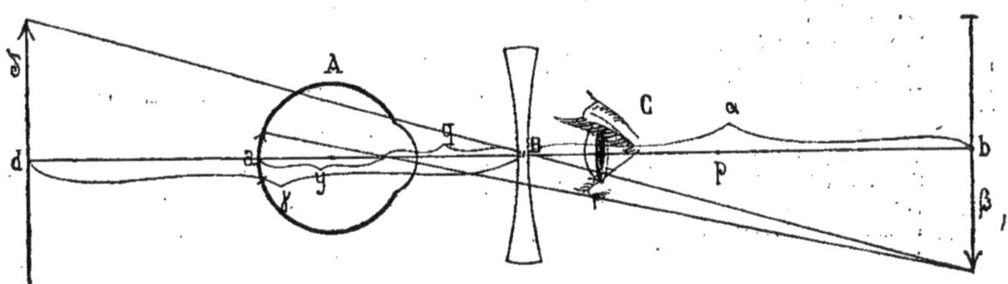

Figure 9.

d'une lentille concave B de distance focale *p* qui les fait
diverger comme s'ils provenaient d'un objet δ placé à
une distance de γ de la lentille et à la limite de vision
distincte de l'œil C de l'observateur. Cette image est
donc placée pour nous au punctum remotum de l'œil
C supposé myope. HELMHOLTZ désigne par α la distance
de l'image β à la lentille, et il calcule la distance γ de
l'image δ à la lentille par la formule classique :

$$\frac{1}{\gamma} + \frac{1}{\alpha} = \frac{1}{p} \, .$$

Puis, comme mesure de la grandeur apparente de
l'image, HELMHOLTZ prend la grandeur de celle-ci, divisée par sa distance de l'œil (pour nous du punctum remotum). Ainsi, pour l'œil C, la grandeur apparente de
l'image est $\frac{\delta}{\gamma + r}$, où la distance *r* représente la distance de la lentille à l'œil C.

Comme l'image δ se produit à la distance regardée
comme limite de la vision dictincte pour l'œil C, le rap-

port entre la grandeur de cette image et la grandeur de l'objet *a* de la rétine examinée représente le grossis-sement de l'image droite. Si l'objet a une grandeur x, le grossissement sera représenté par l'expression $\frac{x}{\delta}$.

Pour calculer la grandeur δ, HELMHOLTZ calcule d'abord la grandeur de l'image β. Evidemment les lignes de direction qui vont de l'image β à l'image δ, passent par le centre optique de la lentille B et on a dans les deux triangles rectangles opposés en B par leur sommet l'équation :

$$\frac{\beta}{\delta} = \frac{\alpha}{\gamma} \quad \text{ou} \quad \frac{\delta}{\gamma} = \frac{\beta}{\alpha}$$

Si la distance de l'œil A à la lentille est q, la gran-deur de l'image β pour l'œil A sera : $\dfrac{\beta}{\alpha + q}$

(Cet $\alpha + q$ correspond à la valeur γ' de nos calculs).

Et si la grandeur q est négligeable par rapport à α, la grandeur de l'image β pour l'œil A sera $= \dfrac{\beta}{\alpha}$

Enfin, si l'on néglige la distance de la lentille concave à l'œil C, l'image δ sera pour l'œil C égale à $\dfrac{\delta}{\gamma}$; c'est-à-dire, d'après la proportion donnée plus haut, égale à l'image β pour l'œil A.

Si l'on représente maintenant par y la distance du second point nodal à la rétine (notre γ'') on a évidem-ment :

$$\frac{x}{\beta} = \frac{y}{\alpha + q}$$

$$\text{et} \qquad \frac{\beta}{\delta} = \frac{\alpha}{\gamma}$$

En multipliant ces deux proportions, on trouve :

$$\frac{x}{\delta} = \frac{y \cdot \alpha}{\gamma (\alpha + q)}$$

et en négligeant q par rapport à α :

$$\frac{x}{\delta} = \frac{y}{\gamma}$$

ou

$$\frac{\delta}{x} = \frac{\gamma}{y}$$

Or, d'après Listing, $y = 15$ mm. (ou 6",694 par.) γ, la distance moyenne de la vision distincte à laquelle l'image est projetée, est pour HELMHOLTZ $= 8$" donc :

$$\frac{\delta}{x} = 14,34$$

qui exprime le grossissement de l'image δ par rapport à son objet.

Si au lieu de 8", on suppose, comme nous l'avons fait, 30 cm. comme distance de projection, nous trouverons en calculant le grossissement d'après la méthode de HELMHOLTZ :

$$\delta = \frac{x.\gamma}{y}$$

et comme $x = 1$

$$\delta = \frac{300}{15} = 20$$

pour l'œil emmétrope, sans tenir compte de l'accommodation.

42. HELMHOLTZ ne se sert donc pas des yeux normaux pour ses calculs ; il néglige l'influence des lentilles correctrices sur le système dioptrique ; il néglige encore la distance qui existe entre les deux yeux et celle de la lentille aux yeux. Cette dernière omission lui permet de regarder comme égales les images β et δ que les deux yeux voient à la limite de leur vision distincte. Cela suppose nécessairement l'égalité de l'image rétinienne des deux yeux, ou bien de l'objet de la rétine observée avec son image dans l'autre œil. Il en est donc de même que lorsque nous supposons les deux yeux

A et C emmétropes. Mais cette dernière supposition n'est pas seulement plus juste; elle rend encore le calcul beaucoup plus simple et permet d'arriver sans adjonction de lentille et sans rien négliger à la formule ($\delta = \frac{x \cdot \gamma}{y}$ qui, avec les termes adoptés par nous devient $B = \frac{b \cdot P}{g''}$) qui exprime le grossissement. Mais, si l'on tient compte des variations de position du point nodal par rapport à la rétine dans l'œil examiné, et de celles que détermine l'emploi des lentilles, enfin des distances de la lentille à l'un et l'autre œil, la formule de Helmholtz $\frac{x}{\delta} = \frac{y \cdot \alpha}{\gamma(\alpha+q)}$) pourra s'appliquer, quel que soit l'état de réfraction de l'œil examiné.

Il ne faut cependant pas oublier que $\frac{x}{\delta}$ ne représente le grossissement d'une façon générale que lorsque la valeur γ, plus la distance de la lentille concave au point nodal de l'œil C, est égale à la distance constante de projection adoptée.

Quant à l'image renversée, Helmholtz, procédant d'une façon analogue à la nôtre, est arrivé aux mêmes résultats généraux pour déterminer le point où se forme cette image et sa grandeur. La formule, pour déterminer la distance de l'image renversée à la lentille (Helmholtz, l. c. p. 178) est :

$$\frac{1}{\gamma} - \frac{1}{\alpha} = \frac{1}{p}$$

où γ correspond à notre valeur ξ, α à $\gamma' - d$ et p à Φ, Cette formule est donc applicable à un œil myope ou en état d'accommodation.

43. La grandeur de l'image renversée est exprimée par Helmholtz (l. c. p. 243), par la formule

$$\frac{\delta}{x} = \frac{p}{y}$$

qui correspond à notre formule $\dfrac{x}{b} = \dfrac{\Phi}{\gamma''}$; et comme l'image rétinienne (x) est prise pour unité, la formule de HELMHOLTZ donne aussi pour l'image renversée

$$\delta = \frac{p}{y}$$

formule où il considère toujours y, la distance du point nodal à la rétine comme 15 mm. Pour le *grossisse-ment* de l'image renversée, il donne la formule.

$$\frac{p}{y \cdot c} \cdot 8''$$

Ici c représente la distance de l'œil observateur C à l'image renversée et 8'' la distance moyenne de la vision distincte, valeur que nous avons appelée distance de projection, et que nous avons regardée comme égale à la distance à laquelle on observe l'image renversée. On aurait donc aussi dans la formule précédente $c = 8''$ et le grossissement serait comme l'image renversée de $\dfrac{p}{y}$ ou dans nos termes de $\dfrac{\Phi}{\gamma''}$.

Micrométrie du fond de l'œil.

44. L'application des calculs que nous venons d'exposer doit permettre en pratique de déduire de la grandeur des images ophthalmoscopiques les dimensions réelles des objets situés au fond de l'œil examiné. La voie à suivre pour faire ce calcul ressort des considérations qui précèdent. Il suffit pour cela de procéder dans un ordre inverse à celui que nous avons adopté dans nos caculs.

A. *Image droite.* — De la grandeur d'une image ophthalmoscopique droite, projetée à 30 cm., il faut d'abord déduire la grandeur de l'image produite sur notre rétine. Celle-ci est toujours 30 fois plus petite que sa projection. Cette image étant donnée, on peut arriver à déterminer la grandeur de l'objet situé sur la rétine examinée, en tenant compte de l'état de réfraction, de la lentille correctrice employée et de sa position. On se servira pour cela des mêmes formules, exposées sous les § 18 à 25, en changeant seulement l'inconnue ; c'est-à-dire tandis que dans les § cités, la valeur b étant connue, nous cherchons la grandeur B, ici nous connaissons B pour en déduire b.

Mais la difficulté consiste à mesurer la projection de l'image. Il faudrait, pour cela. que l'image d'un plan vertical, divisé en un système de coordonnées, situé à la distance de projection, et l'image du fond de l'œil observé se formassent simultanément sur notre rétine. On pourrait obtenir ce résultat de deux façons. D'abord par la *méthode à double vue* : observant avec un œil l'image ophthalmoscopique, on regarderait avec l'autre le plan de projection. De cette façon, on obtiendrait directement la mesure de la grandeur de l'image droite, Il faut, cependant, toujours se rappeler le fait que M. Giraud-Teulon a fait remarquer dans son travail, cité plus haut, c'est-à-dire que la méthode à double vue ne peut servir à déterminer la grandeur d'une image rétinienne que, quand la différence de l'accommodation des deux yeux n'est pas trop considérable, condition qui exclut nécessairement, pour l'œil examinateur, l'absence complète d'accommodation.

La mensuration de l'image droite peut se faire aussi avec le même œil. Nous donnons, pour cela, à l'ophthal-moscope une inclinaison de 45° sur l'axe optique de l'œil examiné. La surface antérieure du miroir réfléchit, comme à l'ordinaire, la lumière de la lampe et éclaire la rétine que nous observons à travers l'ouverture centrale du miroir. La face postérieure de l'ophthalmoscope est aussi réfléchissante et fait parvenir à notre œil les rayons provenant du plan de projection gradué, et pas trop éclairé. Si le miroir postérieur de l'ophthalmoscope est plan et situé à 20 mm. du point nodal de notre œil, l'écran doit être à 28 cm. du miroir. Au lieu de placer l'écran à la distance voulue, distance qu'il serait impossible de lui conserver d'une façon exacte, on pourrait le fixer à l'ophthalmoscope même, et plus près du miroir. Il faudrait alors placer, entre le miroir et l'écran, une lentille convexe pour donner aux rayons la divergence convenable. Si l'œil est accommodé à 30 cm., il reçoit donc simultanément l'image du réseau tracé sur le plan de projection et celle du fond de l'œil, si la lentille correctrice fait diverger les rayons partis de ce dernier, comme s'ils provenaient de 30 cm. On aura ainsi la mesure directe de l'image renversée. Si l'on tient compte de la lentille qu'on a dû ajouter au verre correcteur pour adapter l'œil emmétrope à 30 cm., on peut, pour le calcul de la grandeur réelle de l'objet, se servir de nos formules.

Nous n'entendons pas, du reste, par là, recommander l'emploi de ce procédé de mensuration, nous avons simplement tenu à montrer que nos calculs étaient susceptibles de recevoir une application pratique. Mais on n'appliquera pas, en général, l'image droite à la mensuration des objets du fond de l'œil, l'image renversée permettant d'y arriver beaucoup plus facilement.

45. On peut le faire, par exemple, de la façon suivante : Prenons un cylindre analogue à celui de l'ophthalmoscope à démonstration de LIEBREICH. Une des extrémités, disposée de manière à pouvoir s'appliquer sur l'orbite, contient une lentille convexe de deux pouces par exemple, placée à une distance constante de l'œil. L'autre extrémité du tube, où l'observateur place son œil, présente une ouverture latérale destinée à faire tomber la lumière sur un miroir d'ophthalmoscope qui y est fixé. L'image renversée se produit entre la lentille et le miroir. Il serait très-facile d'introduire dans cet instrument un diaphragme portant un réseau quadrillé et fixé par une vis mobile, dans une rainure pratiquée sur la paroi du tube. Cette seule addition permettrait de placer exactement le diaphragme à l'endroit où se fait l'image renversée, et on obtiendrait ainsi à la fois l'indication exacte de l'éloignement de l'image, indiqué par une échelle gravée sur la paroi du cylindre, et la grandeur de cette image directement déterminable par le quadrillage du réseau. Le calcul de la grandeur de l'objet, d'après celle de l'image, se ferait ensuite très-facilement, en appliquant les formules données aux §§ 32-38.

Pour que les résultats de ces calculs fussent rigoureusement exacts, il faudrait évidemment connaître encore, outre l'état de réfraction de l'œil examiné, la cause de l'amétropie, lorsqu'elle existe. Mais, dans la plupart des cas, les résultats obtenus, en regardant l'amétropie comme basée sur des différences de l'axe optique, seront suffisamment exacts. Dans tous les cas, ce procédé est applicable aux mensurations relatives. Il pourrait en cela rendre de véritables services, en permettant de contrôler exactement l'accroissement ou la diminution des productions pathologiques du fond de l'œil. Il est évident que, pour des observations de ce genre, il suffit de mesurer et de comparer les images, sans calculer la grandeur réelle de leurs objets.

46. Le premier et le plus parfait des instruments destinés à mesurer les objets du fond de l'œil est dû à DONDERS (1). Cet instrument consiste essentiellement en une petite caisse cubique où la lumière arrive par un tube fixé sur une des extrémités. Cette caisse contient un miroir incliné de 45 degrés sur l'axe du tube.

L'œil examiné et l'œil de l'observateur sont placés des deux côtés opposés de la caisse, de façon à ce que leur axe commun soit perpendiculaire à l'axe du tube. A l'autre extrémité du tube, où pénètre la lumière, sont fixées deux pointes micrométriques opposées et mobiles. Ces pointes sont réfléchies comme les rayons lumineux par le miroir, et vont former sur la rétine de l'œil observé une image nette, lorsque cet œil est accommodé à la distance des pointes. L'observateur, qui voit leur image se dessiner sur la rétine observée, peut les rapprocher jusqu'à ce que l'écartement de leurs extrémités comprenne exactement l'objet qu'il cherche à mesurer.

L'instrument s'adapte aux mensurations des objets placés dans les directions les plus variables, le micromètre étant mobile autour de l'axe du tube. La distance qui sépare les deux pointes micrométriques se lit sur l'instrument. Leur écartement est-il x, leur distance au point nodal de l'œil étant g', et la distance du point

(1) VAN TRIGT, Diss. de speculo oculi. Utrecht et Nederlandsch Lancet, Ser. III, Dl. II, p. 480, 1853. — Et DONDERS. Verbeteringen van den oogspiegel. Onderzoekingen gedaan in het physiolog. Laborat. der Utrechtsche Hoogeschool, VI, p. 131

nodal à la rétine g'' la grandeur réelle b de l'objet mesuré, par rapport à x est exprimée par la proposition :

$$\frac{b}{x} = \frac{g''}{g'}$$

$$b = \frac{x \cdot g''}{g'}$$

Il est indispensable, pour ces mensurations, que l'œil observé soit disposé de façon que le micromètre soit exactement à la distance de son premier foyer conjugué. C'est ce qui a lieu lorsque l'œil a un degré de myopie tel que son punctum remotum soit à la distance du micromètre. Cette condition peut encore être remplie par l'accommodation ou par l'interposition d'une lentille convexe. Mais la façon dont on obtient l'adaptation de l'œil à la distance voulue, n'est pas tout à fait indifférente pour le calcul de la grandeur de l'objet, puisque, comme nous l'avons vu, la valeur g'' de la formule varie suivant le mode de production de cette adaptation.

BIBLIOGRAPHIE

MAGENDIE. — Précis élémentaire de physiologie. Paris, vol. I. p. 59, 1816.

VALLÉE. — Comptes-rendus, XIV, 481, 1842.

J.-B. LISTING. — Beitrag zur physiologischen Optik. Goettingen, 1845.

F.-C. DONDERS. — Hollaendische Beitraege zu den anat. und physiol. Wissenschaften, I, S. 107-112, 1847.

J.-D. FORBES. — Note respecting the dimensions and refracting power of the eye. Proceedings Edinb. Roy. Soc., Dcb. 3, 1849, p. 251.

J.-B. LISTING. — Dioptrik des Auges in R. Wagner's Handw. b. d. Physiologie, IV, 451-504. 1851.

H. HELMHOLTZ. — Beschreibung eines Augenspiegels zur Untersuchung der Netzhaut im lebenden Auge, Berlin, 1851.

—— V. Graef. Arch., I, 2, p. 1-74.

FOLLIN. — Archives générales de médecine, juillet 1852.

VAN TRIGT. — Dissertatio de speculo oculi. Ultraject, Nederl. Lancet. S. 3, Dl. II, 430, 1853.

F.-C. DONDERS. — Verbeteringen van den oogspiegel, in Onderzoekingen gedaan in het physiolog. Laborat. der Utrechtsche Hoogeschool, Jaar VI, bl. 131 et 153, 1854.

SCHNELLER. — Ein Micrometer am Augenspiegel, etc. V. Graef. Arch., III, 2 p. 121, 1857.

GIRAUD-TEULON. — Théorie de l'ophthalmoscope avec les déductions qui en découlent, etc. Gaz. méd. de Paris, nos 7 et 8, 1859.

R. LIEBREICH. — Veraenderungen an meinem Augenspiegel; Micrometer. V. Graef. Arch., VII, 2, p. 134, 1860.

GIRAUD-TEULON. — Ophthalmoscopie binoculaire. Ann. d'oc., XLV, p. 233, 1863.

— Note sur la construction et les propriétés d'un nouvel ophthalmoscope, etc. Comptes-rendus, LII, p. 646, 1861.

— Physiologie et pathologie fonctionnelle de la vision binoculaire, §§ 347-358, Paris, 1861.

FOLLIN. — Leçons sur l'exploration de l'œil, etc. Paris, 1863.

GAVARRET. — Des images par réflexion et par réfraction. Paris, 1866.

MAUTHNER. — Bestimmung der Refractionsanomalieen mit Hilfe des Augenspiegels. Vienne, 1867.

—— Lehrbuch der Ophthalmoscopie. Vienne, 1867.

Landolt.   6

H. Helmholtz. — Optique physiologique, trad. par Javal et Klein, Paris, 1867.

Wundt. — Physique médicale, trad. par F. Monoyer.

Giraud-Teulon. — D'une nouvelle combinaison ophthalmoscopique. Ann. d'ocul., LVII, p. 82, 1867.

——De l'influence des lentilles positives et négatives et de celle de leur distance à l'œil sur les dimensions des images ophthalmoscopiques de la papille ou disque optique, dans les anomalies de la réfraction oculaire, et particulièrement dans l'astigmatisme. Mém. présenté à l'Académie des sciences dans sa séance du 9 août 1869.

——Contribution à la physiologie de la vision. Coup d'œil sur le § 10 de l'Optique physiologique de M. Helmholtz.

——Note sur la grandeur apparente des objets vus au moyen des instruments d'optique, etc.

Gavarret. — Loupe, in Dictonnaire encyclopédique des sciences médicales, IIe série, t. III, 1re partie, p. 131-138, Paris, 1869.

Verdet. — Cours de physique professé à l'École polytechnique, publ. par E. Fernet, t. II, Paris, 1869.

Loring. — Determination of the optical condition of the eye by the ophthalmoscope, etc. American Journal of medic. science, april 1870, p. 323.

Schweigger. — Ueber die Groesse des ophthalmoscopischen Bildes. Nachrichten der koen. Gesellsch. d. Wissensch. und d. G. A. Universita et Goettingen, n° 9, april 1870.

M. Perrin. — Traité pratique d'ophthalmoscopie et d'optométrie, Paris, 1870.

Schnabel. — Ueber die Lage und Groesse des aufrechten Bildes im Augenhintergrunde. Klin. Monatsbl., p. 117, 1872.

Stammeshaus. — Ueber eine Methode dem aufrechten Bilde eine staerkere Vergroesserung zu estheilen, etc. Klin. Monatsbl. XII, jan. 1874, p. 1.

E. Landolt. — La longueur de l'axe et le rayon de courbure de l'œil. Ann. d'oc., janv.-févr. 1874, p. 6.

H. Snellen et E. Landolt. — Ophthalmométrologie, chap. V, in Graefe und Saemisch. Handb. d. gesammt. Augenheilkunde, II, I, 1874.

Paris. A. Parent, imprimeur de la Faculté de Médecine, rue M^r-le-Prince 31

Paris. A. PARENT, imprimeur de la Faculté de Médecine, rue M^r-le-Prince, 31.